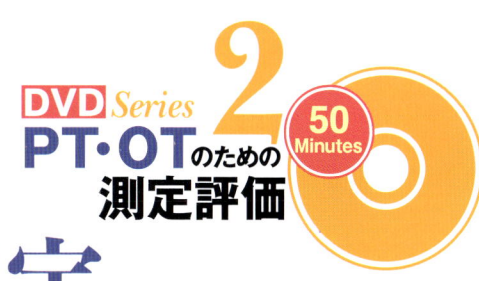

DVD Series 2
PT・OTのための
測定評価
50 Minutes

形態測定
感覚検査
反射検査
第2版

監修 伊藤俊一
北海道千歳リハビリテーション大学

編集 隈元庸夫
北海道千歳リハビリテーション大学

久保田健太
北海道千歳リハビリテーション大学

三輪書店

監　修　**伊藤俊一**
　　　　（北海道千歳リハビリテーション大学）

編　集　**隈元庸夫**
　　　　（北海道千歳リハビリテーション大学）

　　　　久保田健太
　　　　（北海道千歳リハビリテーション大学）

執筆者　**隈元庸夫**
　　　　（北海道千歳リハビリテーション大学）

　　　　久保田健太
　　　　（北海道千歳リハビリテーション大学）

　　　　信太雅洋
　　　　（北海道千歳リハビリテーション大学）

　　　　田中昌史
　　　　（日本理学療法士協会）

【ブックデザイン】大友　洋
【撮　　影】酒井和彦
【撮影協力】北海道千歳リハビリテーション学院

第2版の監修のことば

　本書は，評価にはじまり評価に終わるといわれる臨床でのセラピストの評価精度を向上させることを目的として，2006年12月に「DVD Series PT・OTのための測定評価」が発刊されました．

　これまで，Series 1として「ROM測定」（2010年 改訂第2版），2007年にはSeries 2として「形態測定・反射検査」（2014年 改訂第2版），2008年にはSeries 3「MMT—頭部・頸部・上肢」，Series 4「MMT—体幹・下肢」，Series 5「バランス評価」を既刊することができました．

　しかし，この間に測定評価機器の進歩に伴って，より客観的な裏付けが報告されるようになりました．また，臨床での測定評価の精度向上に向けての研究も進展し，新たなエビデンスも示されるようになりました．

　今後も，本シリーズは最新の情報とエビデンスを取り入れ，セラピストを志す学生教育はもとより，臨床で活用されて測定評価技術が担保されること，評価精度の向上によりリハビリテーション医療の対象の人々へ，より質の高い結果が還元されること，さらに評価結果に基づいた客観的なリハビリテーション医療が展開されることに少しでも寄与できたら幸いです．

　最後になりますが，Series制作にあたりまして初代監修の労をおとりいただいた福田修先生（北海道千歳リハビリテーション学院名誉学院長）をはじめ，制作していただいた三輪書店の青山智氏ならびに濱田亮宏氏に心から感謝申し上げます．

2014年7月

北海道千歳リハビリテーション学院　伊藤俊一

第1版の監修のことば

　臨床での問題解決のためには，対象者の身体状況を可能な限り客観的に抽出し，その検査・測定値を正確に解釈して，介入方法を決定・変更することが必要となります．したがって，効果的な理学療法・作業療法の施行のためには，より再現性が高く安全な評価は不可欠です．

　元来，セラピストはその多くの評価を徒手や観察で行うことが多く，その評価結果を他職種へも共有させていけるだけでなく，対象者へもきちんと説明・還元できなければならないのです．しかし，近年の多くの科学的知識の氾濫に比して，徒手や観察による身体状況の検査・測定値の妥当性や信頼性を高めるための評価技術に関しては，臨床実習や卒後教育まかせになっている．さらに地域や病院間で測定方法が違う，評価方法が違うといった声も少なくありません．

　本シリーズでは，セラピストの評価精度を少しでも向上させるためにという趣旨にのっとって，検査・測定技能の中でも特に重要と考えられる項目を選択し，基本的な従来からの方法を見直しながら技術の確認を重視し，DVDを付属させて制作しました．何年も前から，当学院の教員たちからも"もっと実技指導に役立つ教科書があったら"といわれておりましたが，このような形で発刊に漕ぎ着けることができました．本シリーズの制作にあたっては，三輪書店の青山智氏，濱田亮宏氏より多大なご支援をいただきました．心から感謝申し上げます．

　本書が，学生の評価学演習・実習をはじめ，多くの臨床でも活用され，評価にはじまり評価に終わるとされたセラピストの検査・測定技能を一定レベルに担保するための一助となれば監修者にとって望外の喜びです．

2007年5月

北海道千歳リハビリテーション学院　福田　修

第2版の序文

　2006年に「PT・OTのための測定評価DVD Series1 ROM測定」が出版されてから8年が経過し，Seriesとしては第5巻まで発刊することができました．本書「PT・OTのための測定評価DVD Series2 形態計測・感覚検査・反射検査」はSeries1に続いて第2版の発行となります．

　本書の「反射検査」は，動きを伴う検査であるためDVDの特性をおおいに生かした内容であると思われます．また，第2版での大きな変更点は「感覚検査」を内容として加えたことです．対象者の状態を客観的に数値化する「形態測定」や刺激方法が統一されている「反射検査」とは異なり，「感覚検査」は対象者が感じるか否かといった自覚的要素に頼る部分が多くなります．そのため本書をぜひご活用いただき方法の再現性・客観性を高めていただければ望外の喜びです．

　Series第5巻まで，すべての初版を監修された福田修先生はSeriesの発展に多大な貢献をされました．これまで編集をご担当されていた伊藤俊一先生が今版より監修者となり，そして編集をわれわれが微力ながら担当させていただくこととなりましたが，編集にあたり，多くの壁にあたりました．例えば，「感覚検査」は先に述べた客観性の不確実さを少しでも改善するために客観性をもたせようと，いろいろな器具が多少高額となりますが近年開発されてきています．その反面で感染予防という観点から可能な限りディスポーザブル（disposable）なものを使用する試みもなされています．今後，測定評価で用いる器具は変わりうると思われます．幸いなことにSeries2の「形態計測」「反射検査」はメジャーと打鍵器という古典的で伝統的な器具を用いるため，前版をほぼ継承することができました．検査測定手法やその目的は普遍的である一方で，器具は発展・進歩し変化しうることを改めて感じさせられます．今後も最新の情報や臨床でのご意見などを読者の皆様からご提供いただければ幸甚です．

　最後に，第2版の出版に多大なご理解とご協力をいただいた三輪書店の青山智代表取締役ならびに企画から製本まで常にわれわれをサポートいただいた編集室の濱田亮宏氏，幾多の要望に対して常に快く写真撮影をしていただいたカメラマンの酒井和彦氏，DVD作成に多くの時間とご尽力をいただいた有限会社写楽の皆様，モデルの方々，撮影現場を快く提供していただいた北海道千歳リハビリテーション学院の皆様，お忙しいなか執筆にあたられたセラピストの方々，そして何よりも本書に対する温かい励ましや貴重なご意見をくださる読者の皆様に心より深謝申し上げます．

2014年7月

埼玉県立大学保健医療福祉学部　隈元庸夫

第1版の序文

　理学療法，作業療法分野における測定・評価の目的は，それ自体で帰結することでなく，対象者の介入プログラムを立案するうえでも，到達目標を決定する際にも最初の重要な情報の一つとなります．したがって，的確な測定・評価が行われなければ，その後の治療はもちろん，効果判定にも悪影響をおよぼすことになります．

　1990年代後半からのEBM（Evidence Based Medicine）の普及により，医学・医療界はむしろ客観性や信頼性を重視し，リハビリテーション分野でも筋力測定器や重心動揺計をはじめ，数値を重要視した多くの測定機器による検討が脚光を浴びるようになりました．

　従来から測定とはゴニオメーターやメジャーなど，なんらかの測定器具を用いて対象者の機能や形態を計り，定量的数値を得ることが目的とされています．臨床においては，この測定を中心として得られた数値を吟味・解釈して，対象者に還元してはじめて評価となるわけです．これが，評価が知的作業過程ともいわれるゆえんでもあります．しかし，評価の作業過程において，実際は測定・評価の十分な技術と多角的知識の統合は表裏一体の関係にもかかわらず，技術面である測定そのものに焦点をあてた教科書は，必ずしも満足できるものが多いとはいえない状況でした．

　本書では，セラピストの知的作業過程の第一歩となる，測定値の信頼性を向上させることを目的とした測定技術の習得に焦点をあてて編集しました．古くから，その測定技術や測定方法には，地域差や病院間の差があるともいわれています．本書で示された測定方法も，すべてが世界標準ではありません．しかし，このような教科書が発刊されることによって，今後測定値の信頼性を上げることを念頭に臨床活動を行う学生やセラピストが増え，より精度の高い評価，介入，予後予測を行う一助となれば幸いです．

2007年5月

埼玉県立大学保健医療福祉学部　伊藤俊一

Contents

第1章 形態測定

形態測定とは　　2

Ⅰ．一般的な測定

1．身長・体重　　5
2．ウエスト・ヒップ周径　　7

Ⅱ．四肢長

1．上肢長　　9
2．上腕長　　11
3．前腕長　　13
4．棘果長（SMD：spino-malleolus distance）　　15
5．脚長差　　17
6．転子果長（TMD：trochanto-malleolus distance）　　20
7．大腿長（大転子〜大腿骨外側上顆）　　22
8．下腿長（膝関節裂隙〜外果）　　24

Ⅲ．周　径

1．胸郭拡張差　　26
2．上腕周径（肘伸展位上腕周径）　　30
3．上腕周径（肘屈曲位上腕周径）　　32
4．前腕周径（最大前腕周径）　　34
5．前腕周径（最小前腕周径）　　36
6．大腿周径　　38
7．下腿周径（最大下腿周径）　　40
8．下腿周径（最小下腿周径）　　42

第2章 感覚検査

感覚検査とは（体性感覚の検査）　　46

Ⅰ．表在感覚

1．触　覚　　58
2．痛　覚　　60
3．温度覚　　62

Ⅱ．深部感覚

1．関節覚①―運動覚　　64
2．関節覚②―位置覚　　66
3．振動覚　　68

III. 複合感覚

1. 2点識別覚　　　　70

第3章　反射検査

反射検査とは　　　　74

I. 深部反射

1. 下顎反射
   （咬筋反射）　　　77
2. 頭後屈反射　　　　79
3. 肩甲上腕反射　　　81
4. 上腕二頭筋反射　　83
5. 上腕三頭筋反射　　86
6. 腕橈骨筋反射　　　89
7. 回内筋反射　　　　91
8. 胸筋反射　　　　　93
9. 腹筋反射　　　　　95
10. 膝蓋腱反射　　　　97
11. アキレス腱反射　　100
12. 下肢内転筋反射　　103
13. 膝屈筋反射　　　　106
14. 後脛骨筋腱反射　　109

II. 表在反射

1. 腹壁反射　　　　　111
2. 足底反射　　　　　114

III. 病的反射

1. ホフマン反射　　　116
2. トレムナー反射　　118
3. ワルテンベルク反射　120
4. マイヤー反射　　　122
5. バビンスキー反射　124
6. チャドック反射　　126
7. オッペンハイム反射　128
8. ゴードン反射　　　130
9. シェファー反射　　132
10. ゴンダ反射　　　　134
11. マリー・フォア反射　136
12. クローヌス（間代）　138

付録

・形態計測結果　　　142
・感覚検査結果　　　143
・反射検査結果　　　144

第1章 形態測定

I. 一般的な測定
II. 四肢長
III. 周　径

形態測定とは

定　義

　形態測定（anthropometric measurement）とは，身体各部位の形状（長さ，太さ，大きさ，重さ）を測定器具（メジャー，身長計，体重計など）により計る（measurement）ことである．形態測定では，身体の発育状態をはじめ体格の判定はもちろん，四肢の長さ（四肢長）や太さ（四肢周径）の比較，筋の萎縮や肥大の比較，さらに浮腫の程度，義肢装具の製作に不可欠な測定である．
　測定により得られた数値結果から，①左右差を検討する，②個体間の関係や関連を検討する，③経時的変化を検討する，などが主たる目的となる．

形態測定時の目的・注意

1. 目　的
①体格など形態の把握（標準値・参考値との比較）．
②経時的変化の確認（因子の考察）．
③左右の比較．
④（治療前後の測定による）効果判定．
⑤形態異常が運動に与える影響の考察．

2. 注意・確認・原則
①測定の目的をよく説明し，必要なら皮膚鉛筆でのマーキングに対する了解など十分な理解を得る．
②被験者の緊張を取り除き，リラックスさせる．
③日内変動の影響を考慮して，測定時刻を同一にすることが望ましい．
④測定部は，原則として露出させる（プライバシー・室温に注意する）．
⑤可能な限り異常姿勢や代償運動を矯正した肢位とし，経時的な比較を可能とするため測定肢位も記録する．
⑥メジャー使用での測定は，よじれや緩みに十分に注意する．
⑦測定値の妥当性向上のため，周径などの測定では複数回（一般的臨床では3回）の測定を行い，その平均値を使用する．
⑧原則として0.1 cm単位での記録を用いるが，臨床では誤差を考慮して0.5 cm単位で記録される場合もある．

3. 形態測定の種類
a. 身長（stature）
・測定器具：身長計（メジャー）．

第1章　形態測定

- ・測　定　値：単位はcm．小数点以下は第1位まで表示する．
- ・注　　　意：日内変動があるため，測定時間を同一にして比較する．起立不能者では，背臥位でメジャーにて測定する．
- ・発育状況の確認や術前・術後の比較などに有用である．肥満指数（BMI：Body Mass Index）の計算に不可欠である．

b．体重（body weight）
- ・測定器具：体重計．
- ・測　定　値：単位はkg．小数点以下は第1位まで表示する．
- ・注　　　意：原則として裸で測定するが，必要なら衣服の重さを確認するなどで，着衣のままでも測定可能である．日内変動があるため，測定時間を同一にして比較する．起立不能者では，車いす用やストレッチャー式体重計なども利用する．
- ・栄養状態，発育状況の確認や術前・術後の比較などに有用である．BMIの計算に不可欠である．

c．四肢長（length；図1）
- ・測定器具：メジャー．
- ・測　定　値：単位はcm．小数点以下は第1位まで表示する（臨床では，誤差を考慮して0.5cm単位の場合もある）．

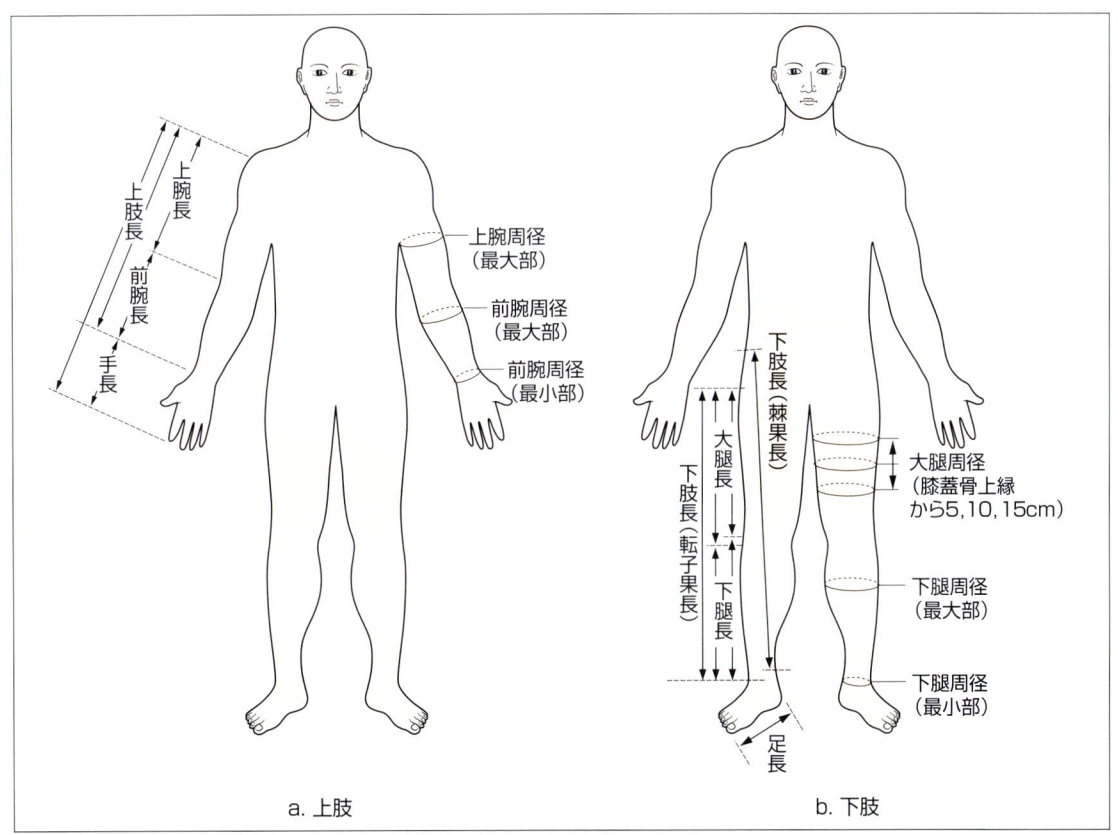

図1　四肢長・四肢周径

- ・注　　意：原則として骨突出部を指標（landmark：ランドマーク）として測定するが，ランドマークそのものに厚みがあるため，自身で上縁・中央・下縁など基準を常に一定にして測定の再現性を向上させる．
- ・左右の四肢の長さの比較，変形や拘縮の有・無の確認に有用である．ただし，病的症状のない 1.0〜1.5 cm の左右差は正常範囲とされる場合もある．切断肢では断端長の測定として，義肢・装具作製に不可欠な測定である．

d. 四肢周径（girth；図 1）

- ・測定器具：メジャー．
- ・測　定　値：単位は cm．小数点以下は第 1 位まで表示する（臨床では，0.5 cm 単位の場合もある）．
- ・注　　意：原則として最大周径を計測するが，3 回計測した平均値を用いることや対象者の了解をとって計測ポイントに皮膚鉛筆で印を付けて測定の再現性を向上させる．
- ・左右の四肢の太さの比較，筋萎縮や筋肥大，浮腫（炎症）の有・無の確認に有用である．ただし，病的症状のない 1.0〜1.5 cm の左右差は正常範囲とされる場合もある．切断肢では，断端成熟度や変化の確認，義肢・装具作製のため不可欠な測定である．

e. その他

頭囲，胸囲，腹囲，座高，姿勢などがある．

【*Advance*】

BMI について

体格指数の中で，最も臨床で用いられる．肥満（体型）指数といわれる．体重（kg）／身長（m）^{2} で算出する（身長が m となっている点に注意）．BMI 判定：BMI 18.5 未満（低体重），18.5 以上 25.0 未満（普通体重），25.0 以上 30.0 未満〔肥満（1 度）〕，30.0 以上 35.0 未満〔肥満（2 度）〕，35.0 以上 40.0 未満〔肥満（3 度）〕，40.0 以上〔肥満（4 度）〕．この指数は体脂肪率と相関も高く，BMI 22 は日本人で最も生活習慣病の発症，死亡率が低いとされている．

【文　献】
1) 松澤　正：理学療法評価学 第 2 版．金原出版，2004，pp20-27，pp118-130
2) 奈良　勲，内山　靖（編）：理学療法検査測定ガイド．文光堂，2006，pp117-130，pp280-295
3) 田崎義昭，斎藤佳雄：ベッドサイドの神経の診かた 第 13 版．南山堂，1987，pp63-89

形態測定

1 身長・体重

I. 一般的な測定

I 身長

足をそろえて直立した際の床から頭頂までの垂直最大距離をcmで，少数点第1位まで表示する．

II 測定方法

1. 起立板上に裸足で30〜40°前方開角位で直立させる．
2. この際，被検者の踵・臀部・背部の3点が尺柱につき，かつ頭が正面を向き，外耳孔上縁と眼窩下縁が水平となるようにする．

III 体重

単位はkgとし，小数点第1位まで表示する．

IV 理想体重

身長（m）×身長（m）×22など．

V 体格指数

1. Body Mass Index〔BMI＝体重（kg）÷身長（m）÷身長（m）〕が一般的である．
2. BMIで22が標準値とされている．

BMI	判定
18.5 未満	低体重
18.5 以上 25.0 未満	普通体重
25.0 以上 30.0 未満	肥満（1度）
30.0 以上 35.0 未満	肥満（2度）
35.0 以上 40.0 未満	肥満（3度）
40.0 以上	肥満（4度）

VI *Advance*

指極について

起立位がとれない場合，指極を利用する．測定方法は，両上肢を左右に水平伸展させ，肩幅と両上肢長の和，もしくは両手の中指先端間の距離を測定する．

第1章 形態測定

測定機器

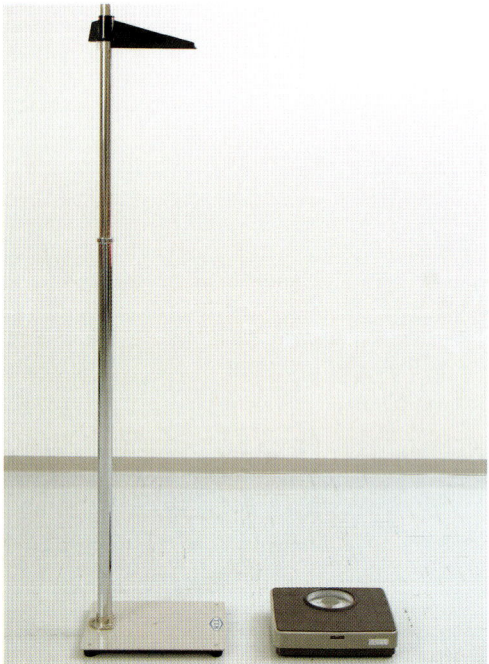

身長計・体重計

形態測定

I．一般的な測定

2 ウエスト・ヒップ周径

I 測定肢位

立位．

II 測定方法

1 単位は cm とし，小数点第1位まで表示する．
2 ウエストは，最下部肋骨弓下縁と腸骨稜の中点で測定する（世界保健機関：World Health Organization）．現在，臍周囲径で統一（日本肥満学会）．
3 ヒップは，臀部の最大突出部で大転子と上前腸骨棘の間で測定する．

III ウエスト・ヒップ比

男性 1.0 以上，女性 0.9 以上で上半身肥満．

IV 肥満症のスクリーニング

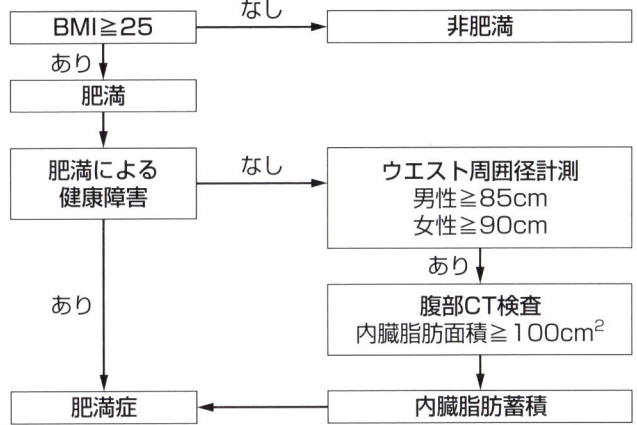

第1章　形態測定

ウエスト周径

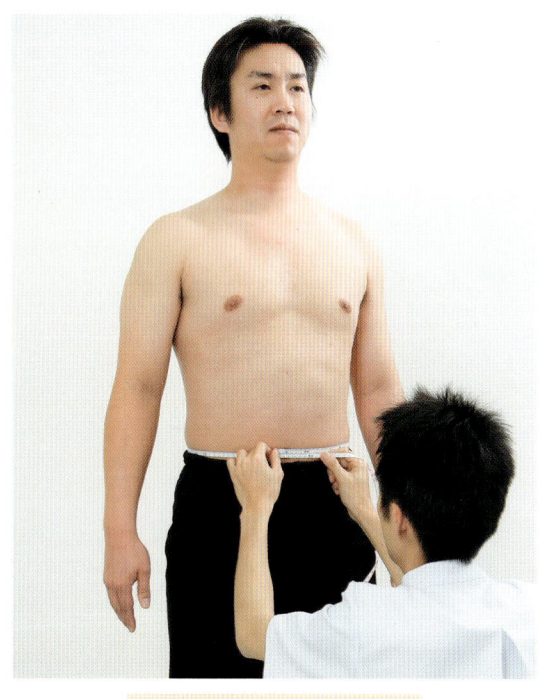

測定場面（立位前額面）

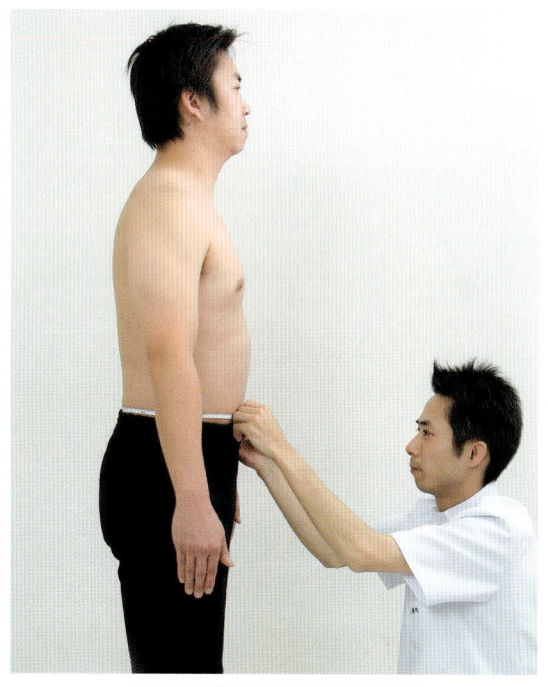

測定場面（立位矢状面）

ヒップ周径

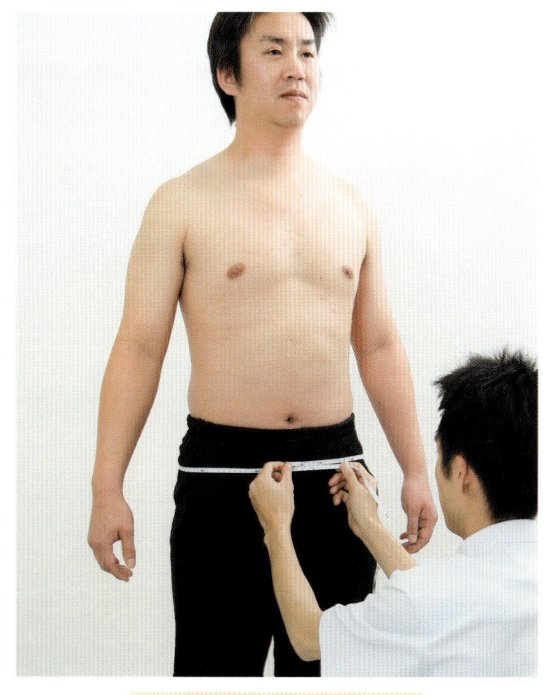

測定場面（立位前額面）

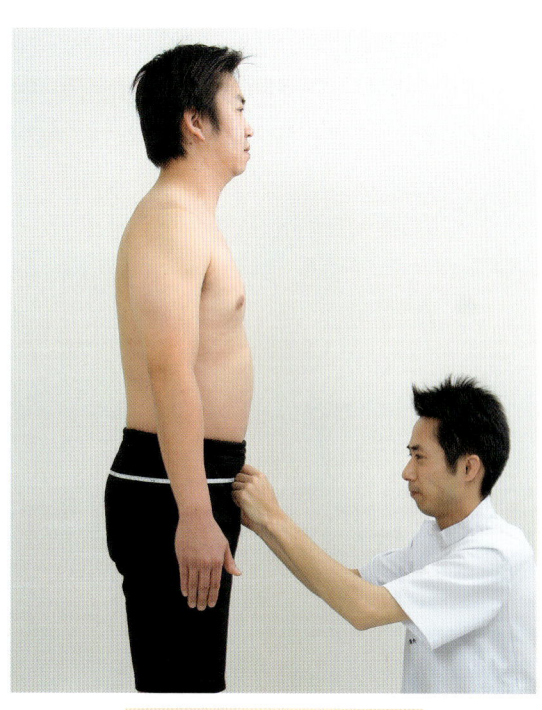

測定場面（立位矢状面）

形態測定

Ⅱ. 四肢長

1 上肢長

Ⅰ 測定肢位
背臥位または座位.

Ⅱ 測定方法
1. 単位はcmとし,小数点第1位まで表示する.
2. 解剖学的肢位にて,肩峰外側端〜橈骨茎状突起までの長さ(もしくは肩峰〜中指先端)を測定する.

Ⅲ 肩峰の触診
肩甲棘から外側にたどっていき,前方にカーブした部位が肩峰角である.そこから前方に触診していくと内側にカーブする部位があり,そこが前端となる.肩峰の前後径は5cm程度あるため,基準点を明確とする必要がある.肩峰外側端は肩甲骨の位置で変化するため,肩峰角を指標とするとよい.

Ⅳ 橈骨茎状突起の触診
橈骨茎状突起は,前腕遠位外側に位置する.橈骨茎状突起から背側部に小さいが,はっきりとした溝を触診できる.また触診部位が手関節尺屈で動くようであれば,それは手根骨である舟状骨を触診している.

Ⅴ 注意点
1. 肩関節内旋,肘関節屈曲・伸展の程度で,測定値が変化するため注意する.
2. メジャーがたるまず,ピンと張っていることを確認する.
3. 上腕長+前腕長=上肢長ではないため注意する.
4. 3回測定し,その平均値を記録する.

Ⅵ 骨模型

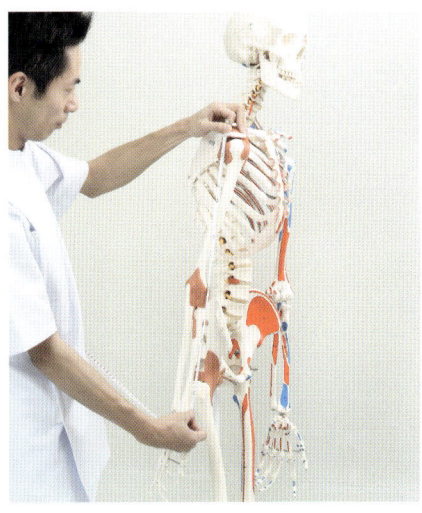

第1章　形態測定

背臥位　ポイント　左右差は1.5cmまでは正常範囲とされている

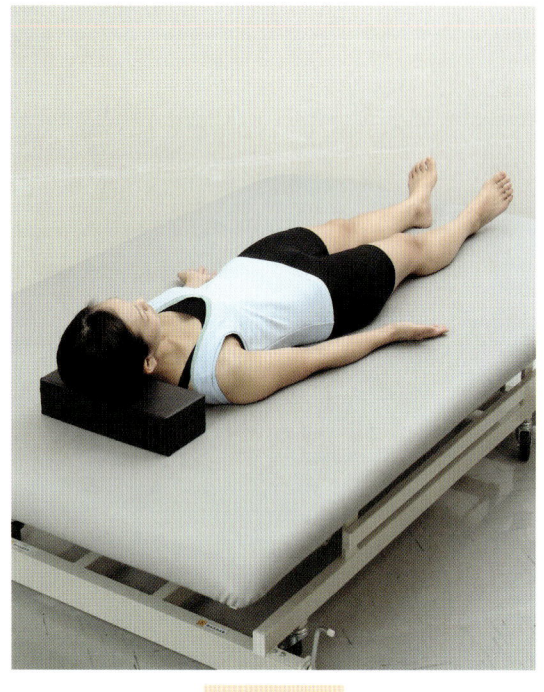
開始肢位

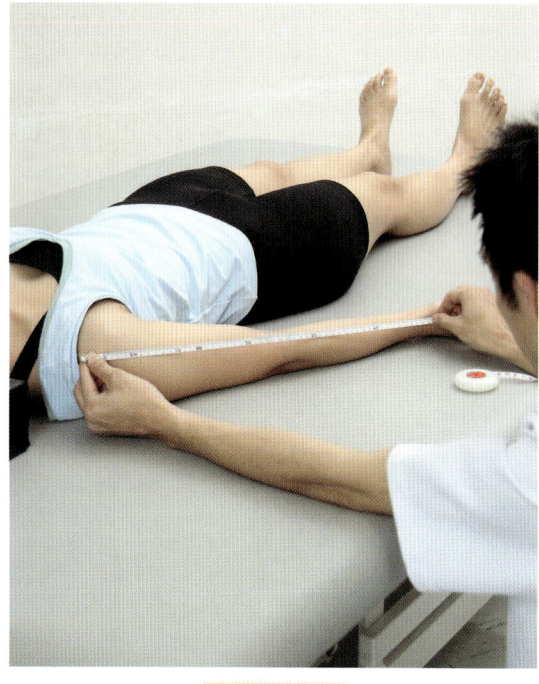
測定場面

座　位　ポイント　左右差は1.5cmまでは正常範囲とされている

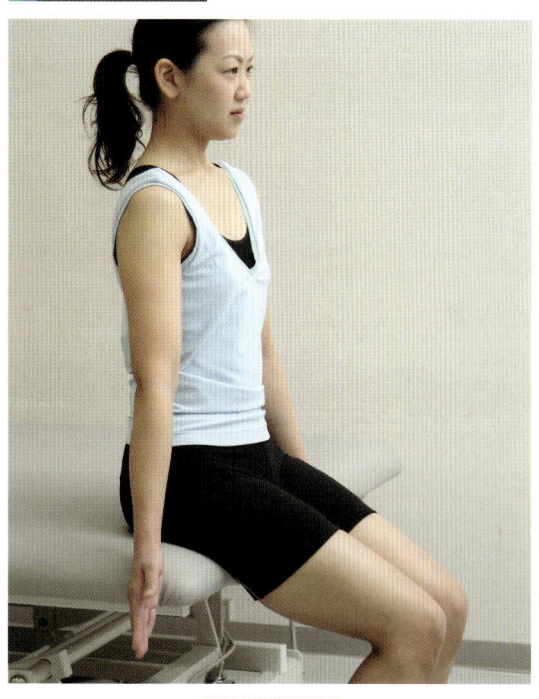
開始肢位

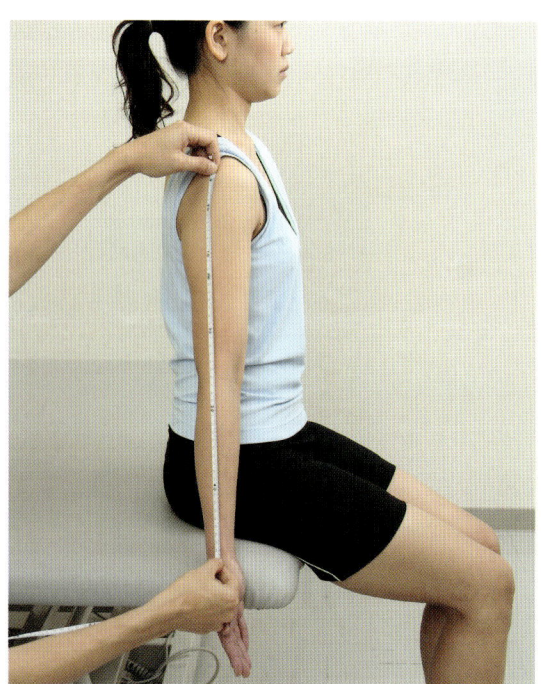
測定場面

2 上腕長

Ⅱ. 四肢長

形態測定

Ⅰ 測定肢位

背臥位または座位.

Ⅱ 測定方法

1 単位はcmとし,小数点第1位まで表示する.
2 解剖学的肢位にて,肩峰外側端～上腕骨外側上顆までの長さを測定する.

Ⅲ 肩峰の触診

　肩甲棘から外側にたどっていき,前方にカーブした部位が肩峰角である.そこから前方に触診していくと内側にカーブする部位があり,そこが前端となる.肩峰の前後径は5cm程度あるため,基準点を明確とする必要がある.肩峰外側端は肩甲骨の位置で変化するため,肩峰角を指標とするとよい.

Ⅳ 上腕骨外側上顆の触診

　上腕骨外側上顆は,肘頭の外側に位置している.肘関節伸展位では触診しづらい.そのため,肘関節屈曲位にて上腕骨外側上顆・内側上顆,肘頭を結ぶ線でつくられるヒューター三角と,肘関節伸展位にて同指標でつくられるヒューター線を確認することが有用となる.

Ⅴ 注意点

1 メジャーがたるまず,ピンと張っていることを確認する.
2 3回測定し,その平均値を記録する.

Ⅵ 骨模型

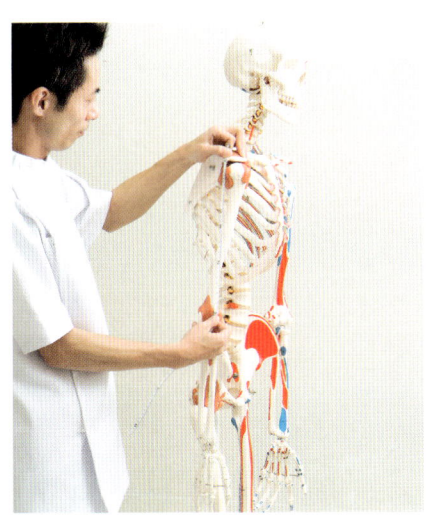

第1章　形態測定

背臥位　ポイント　肩関節内旋で測定値が変化するため注意する

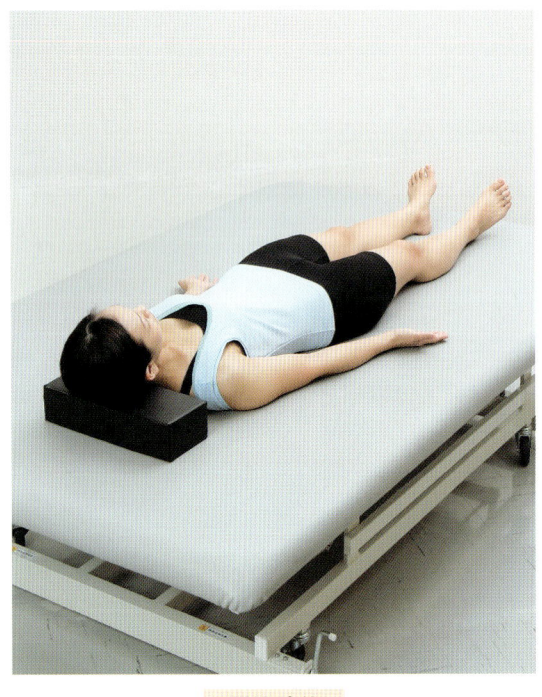

開始肢位

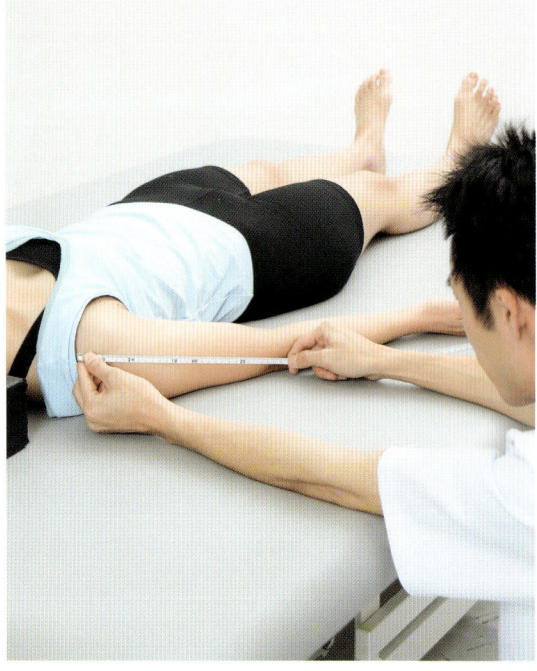

測定場面

座　位　ポイント　肩関節内旋で測定値が変化するため注意する

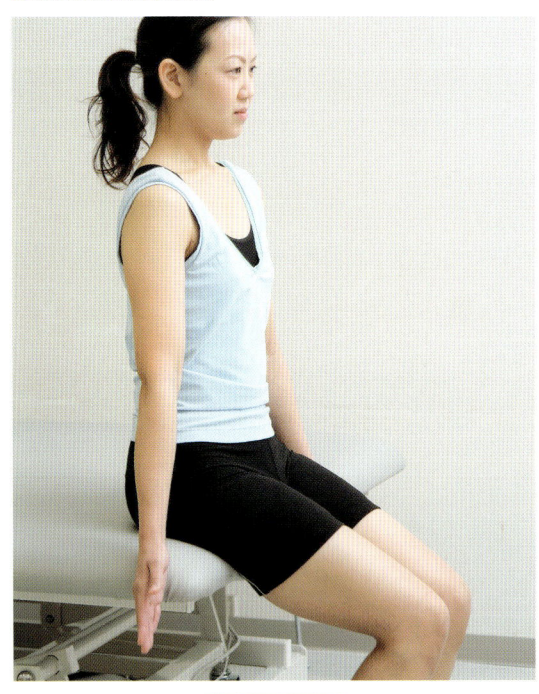

開始肢位

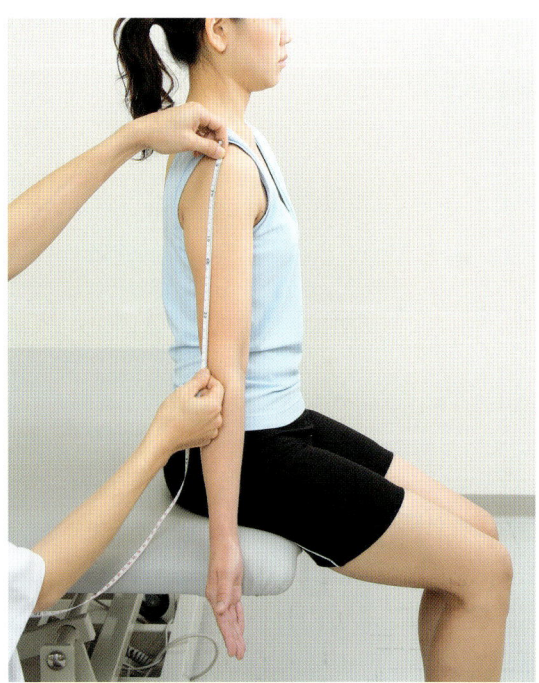

測定場面

3 前腕長

Ⅰ 測定肢位
背臥位または座位．

Ⅱ 測定方法
1 単位は cm とし，小数点第 1 位まで表示する．
2 解剖学的肢位にて，上腕骨外側上顆～橈骨茎状突起までの長さを測定する．

Ⅲ 上腕骨外側上顆の触診
上腕骨外側上顆は，肘頭の外側に位置している．肘関節伸展位では触診しづらい．そのため，肘関節屈曲位にて上腕骨外側上顆・内側上顆，肘頭を結ぶ線でつくられるヒューター三角と，肘関節伸展位にて同指標でつくられるヒューター線を確認することが有用となる．

Ⅳ 橈骨茎状突起の触診
橈骨茎状突起は，前腕遠位外側に位置する．橈骨茎状突起から背側部に小さいが，はっきりとした溝を触診できる．また，触診部位が手関節尺屈で動くようであれば，それは手根骨である舟状骨を触診している．

Ⅴ 注意点
1 メジャーがたるまず，ピンと張っていることを確認する．
2 3 回測定し，その平均値を記録する．

Ⅵ 骨模型

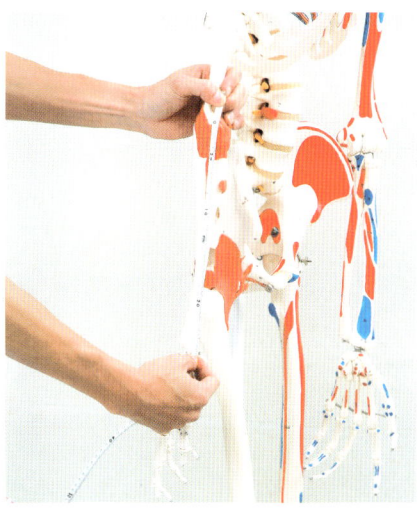

第1章 形態測定

背臥位
ポイント 前腕回内にて測定値が変化するため注意する

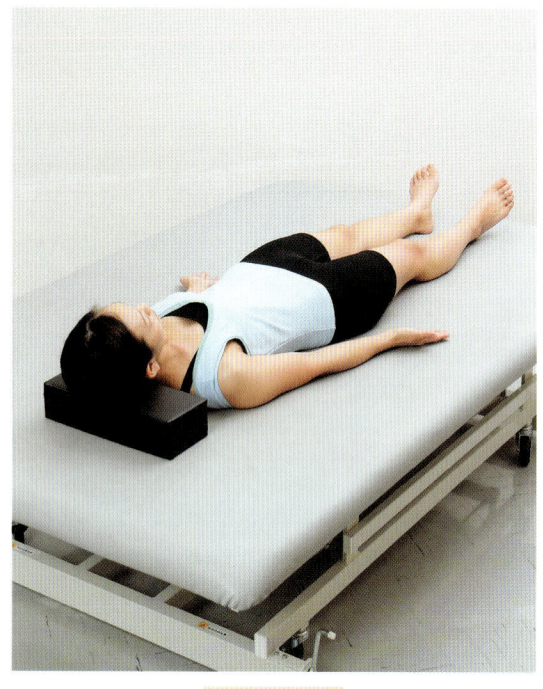
開始肢位

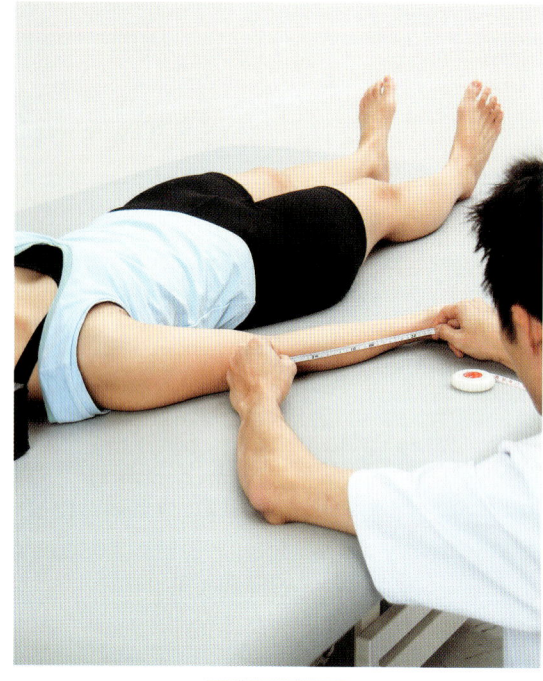
測定場面

座 位
ポイント 前腕回内にて測定値が変化するため注意する

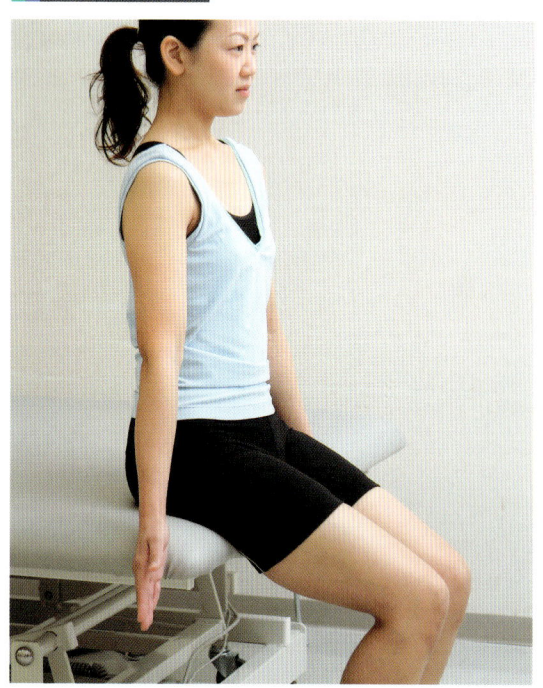
開始肢位

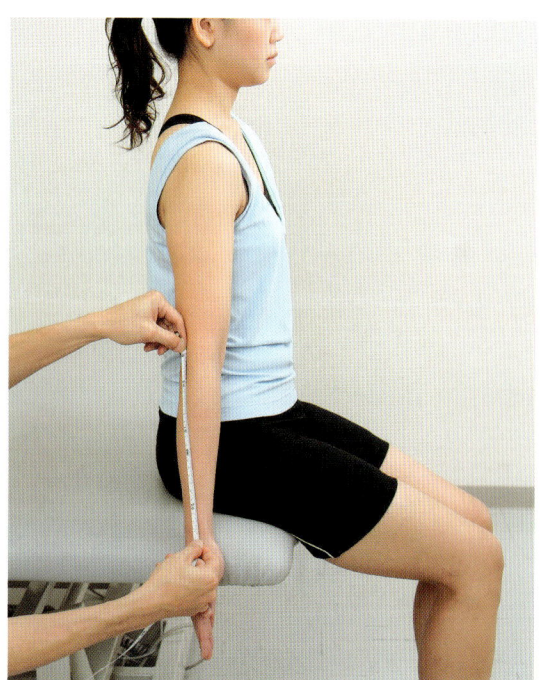
測定場面

4 棘果長（SMD：spino-malleolus distance）

Ⅰ 測定肢位

背臥位．

Ⅱ 測定方法

1 単位は cm とし，小数点第 1 位まで表示する．
2 股関節中間位として，上前腸骨棘〜内果までの長さを測定する．

Ⅲ 上前腸骨棘の触診

骨盤の形状から上方へ触診していき，最初に触れた部位を指標とするのが望ましい．

Ⅳ 内果の触診

股関節中間位として下腿内側を上方へ触診していき，上方からみた際の大きく突起した最内側突出部を指標とする．

Ⅴ 注意点

1 股関節の内外旋，内外転で値が変化するため注意する．
2 特に骨盤挙上の左右差によって，容易に見かけの左右差が生じるため注意する．
3 メジャーがたるまず，ピンと張っていることを確認する．
4 背臥位での下肢長測定だけでなく，立位での下肢長測定が臨床上で有用となることもある（別法参照）．

Ⅵ 骨模型

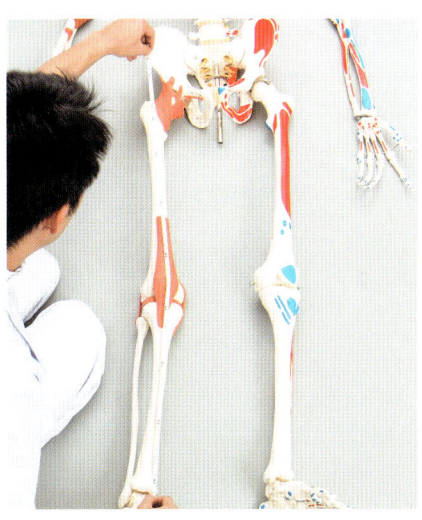

第1章 形態測定

背臥位 ポイント 通常3cm以上の脚長差で跛行を呈する

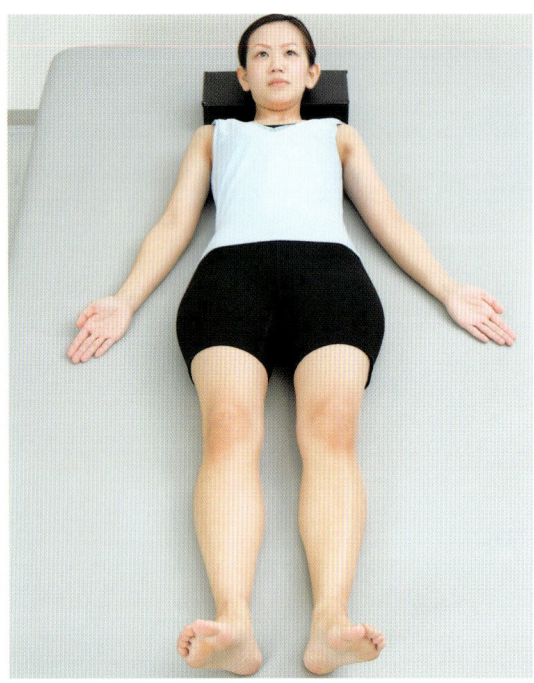

開始肢位

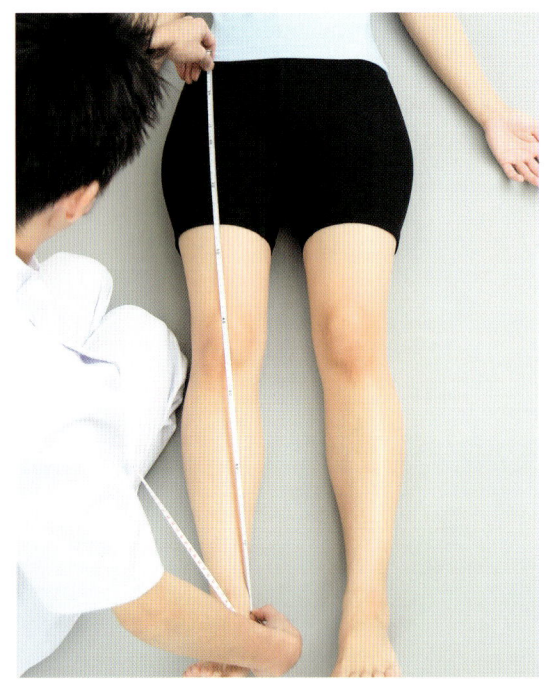

測定場面

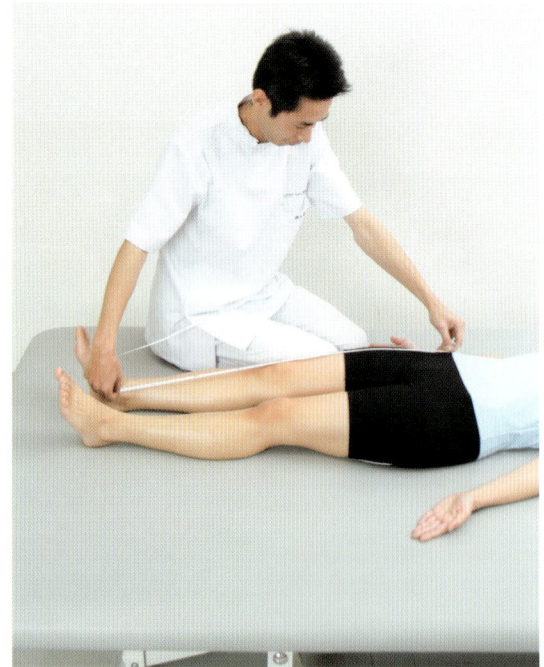

測定場面（別角度）

形態測定　II. 四肢長

5 脚長差

I 測定肢位
立位．

II 測定方法
1. 単位は cm とし，小数点第1位まで表示する．
2. 股関節中間位として，左右の上前腸骨棘に水準器を当てる．
3. 短縮している足部の下に薄い板，または薄い雑誌などを差し込み，水準器が水平を示すまで補高し左右差を調整する．
4. 補高分の高さを測定し，左右差とする．

III 注意点
1. 上前腸骨棘の触診には留意を要する．骨盤の形状から上方へ触診していき，最初に触れた部位を指標とするのが望ましい．
2. 股関節の内外旋，内外転で値が変化するため注意する．
3. 特に骨盤前後傾の左右差によって，容易に見かけの左右差が生じるため注意する．
4. 3回測定し，その平均値を記録する．

VI *Advance*

棘果長に左右差があり，転子果長に左右差がない場合
大腿骨頭の位置の異常，大腿骨頸部骨折や大腿骨頭角の異常（内反股，外反股）などは，なんらかの原因がある．ポリオや学童期での骨端部の骨折であることが多い．通常3cm以上の脚長差で跛行を呈する．

見かけの脚長差
棘果長で左右差がないにもかかわらず骨盤傾斜や股関節内転，または屈曲拘縮により見かけの脚長差を呈している場合もみられる．この場合，臍～内果（臍果長），もしくは剣状突起～内果までの距離において左右差が確認でき，これを見かけの脚長差という．

第1章 形態測定

立 位

ポイント 通常3cm以上の脚長差で跛行を呈する

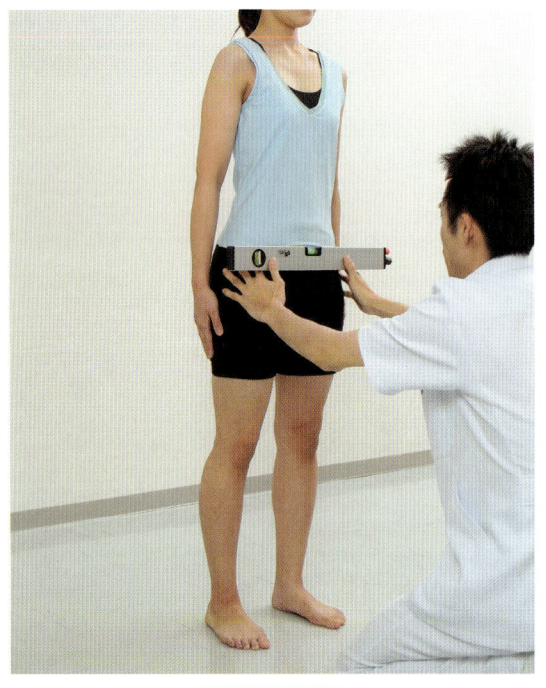

開始肢位　　　　　　　　　　測定場面

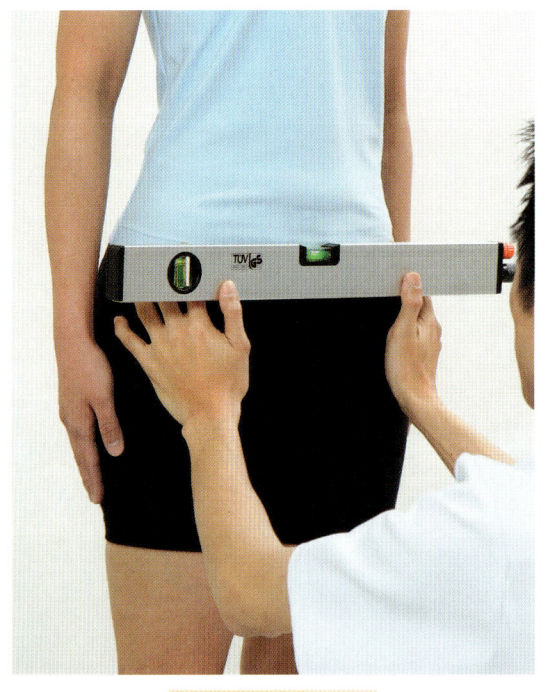

測定場面（UP）

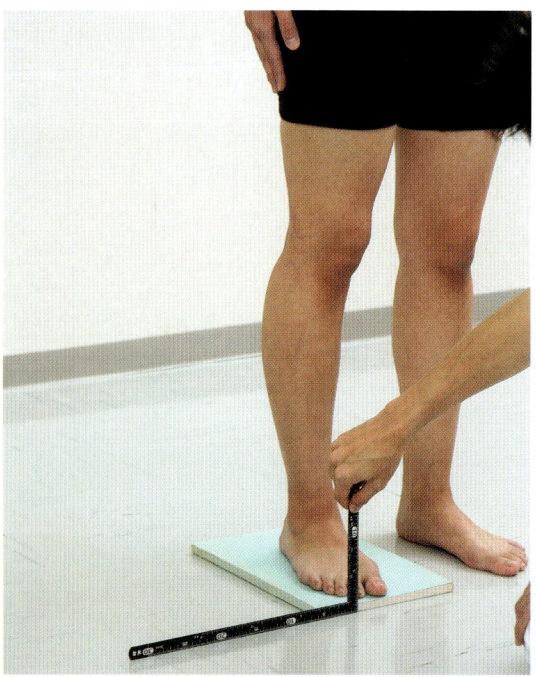

測定場面（UP）

第1章 形態測定

臍果長（背臥位）

ポイント 通常3cm以上の脚長差で跛行を呈する

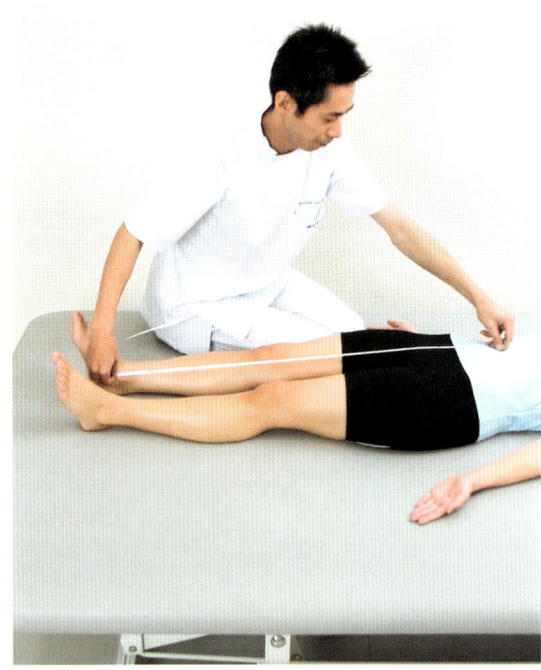

測定場面

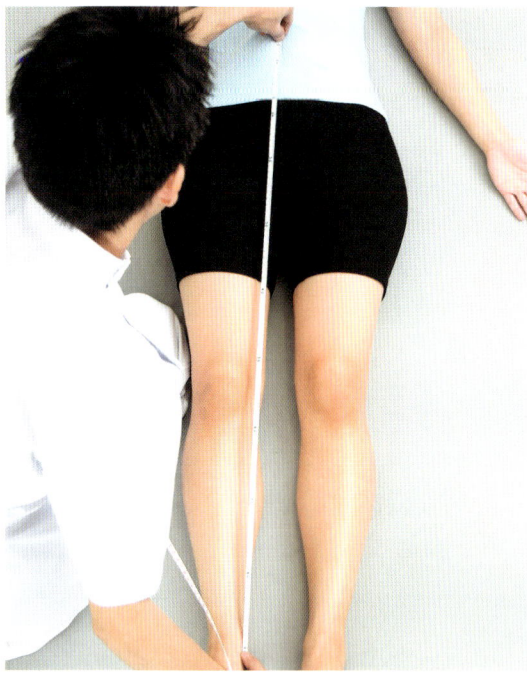

測定場面（別角度）

形態測定

II. 四肢長

6 転子果長（TMD：trochanto-malleolus distance）

I 測定肢位

背臥位．

II 測定方法

1. 単位は cm とし，小数点第 1 位まで表示する．
2. 股関節中間位として，大転子〜外果までの長さを測定する．

III 大転子の触診

検者の母指を上前腸骨棘の上において，他の指を後方に移す．大腿外側上部で下から上に触診していくと大転子に触れる．股関節を軽く屈曲・伸展，もしくは内外旋するとよくわかる．股関節大転子の後側は触診しやすいが，大転子の前側部と外側部は，中殿筋と大腿筋膜張筋にて被われており触診しづらい．

IV 外果の触診

股関節中間位として下腿外側を下方へ触診していき，上方からみた際の大きく突起した最外側突出部を指標とする．

V 注意点

1. 膝関節の屈曲伸展の程度により左右差が生じるため注意する．
2. メジャーがたるまず，ピンと張っていることを確認する．
3. 3 回測定し，その平均値を記録する．

VI 骨模型

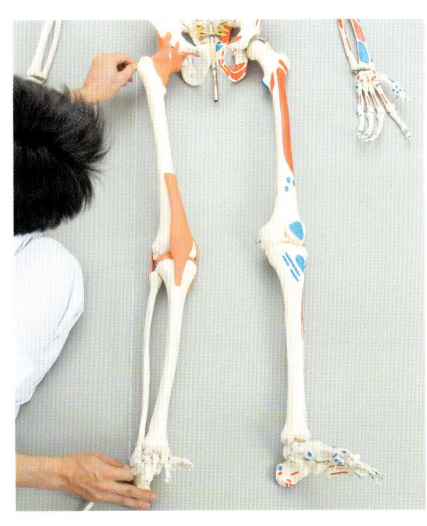

第1章 形態測定

背臥位

ポイント 股関節外旋に注意する

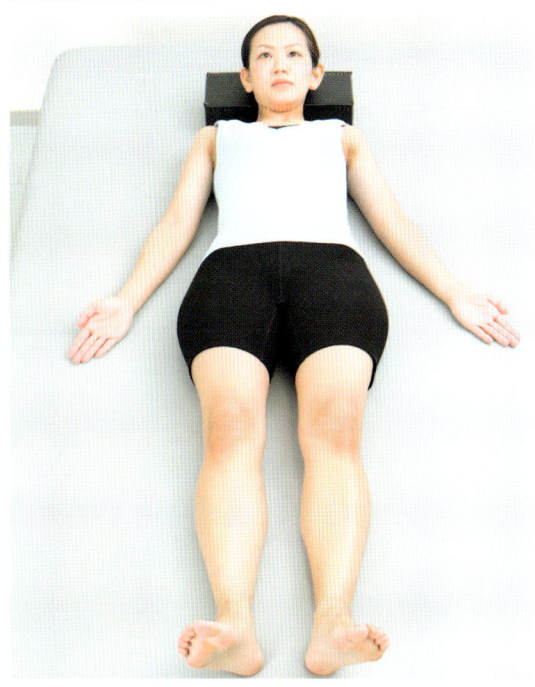

開始肢位

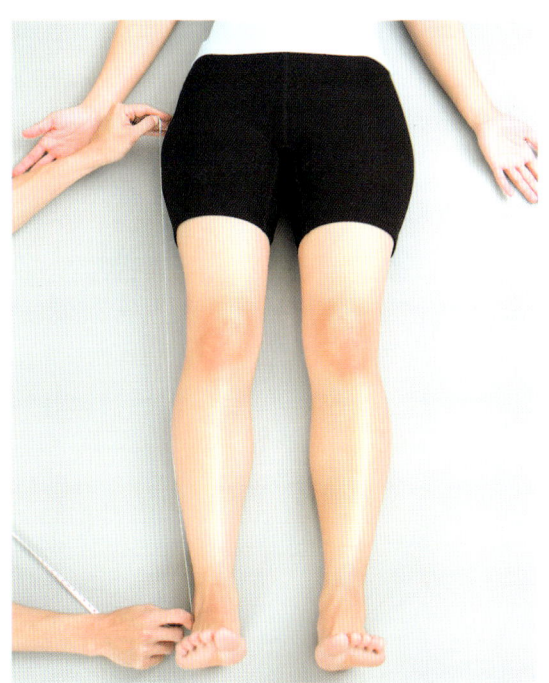

測定場面

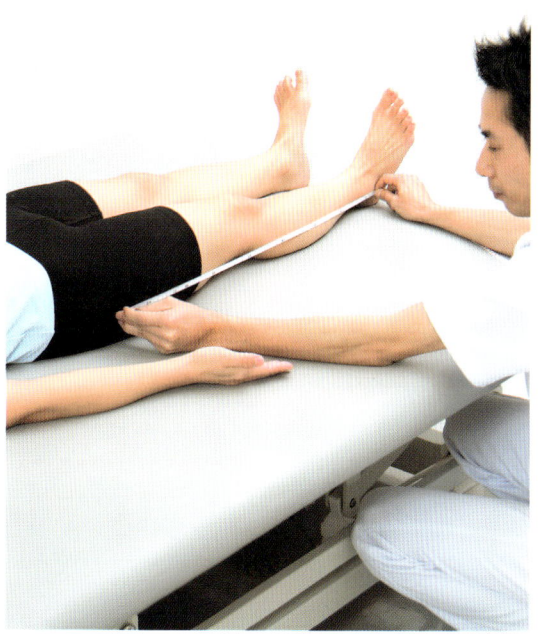

測定場面（別角度）

形態測定

Ⅱ. 四肢長

7 大腿長（大転子～大腿骨外側上顆）

Ⅰ 測定肢位

背臥位.

Ⅱ 測定方法

1 単位は cm とし，小数点第1位まで表示する．
2 股関節中間位として，大転子～大腿骨外側上顆（もしくは膝関節裂隙）までの長さを測定する．

Ⅲ 大転子の触診

検者の母指を上前腸骨棘の上において，他の指を後方に移す．大腿外側上部で下から上に触診していくと大転子に触れる．股関節を軽く屈曲・伸展，もしくは内外旋するとよくわかる．股関節大転子の後側は触診しやすいが，大転子の前側部と外側部は，中殿筋と大腿筋膜張筋にて被われており触診しづらい．

Ⅳ 大腿骨外側上顆の触診

大腿骨外側を下方に触診していくと骨突起に触れる．膝関節を屈曲・伸展するとわかりやすい．

Ⅴ 膝関節裂隙の触診

大腿骨外側上顆の下で窪んだ線として前後方向に触診できる．膝関節屈曲位にて，膝蓋骨下方の膝蓋腱内側と外側を軽く押すことで裂隙を確認でき，可能な限り後方まで触診する．

Ⅵ 注意点

1 大腿長のため，基本的には大転子～大腿骨外側上顆までの長さを測定する．
2 膝関節疾患などでは触診しづらいこともあるため，大腿骨外側上顆，膝関節裂隙，いずれも触診できるようにしておく．
3 大腿長＋下腿長＝転子果長ではないため注意する．
4 メジャーがたるまず，ピンと張っていることを確認する．3回測定し，その平均値を記録する．

Ⅶ 骨模型

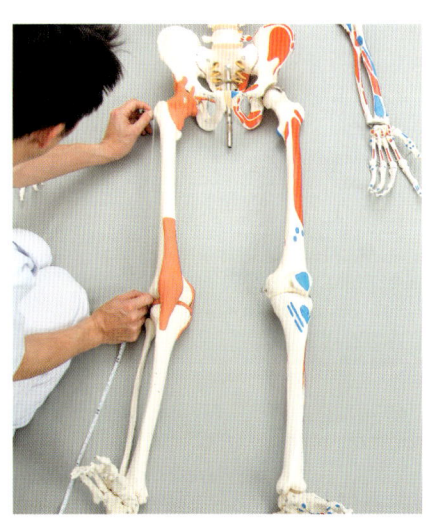

第 1 章　形態測定

背臥位　ポイント　股関節外転に注意する

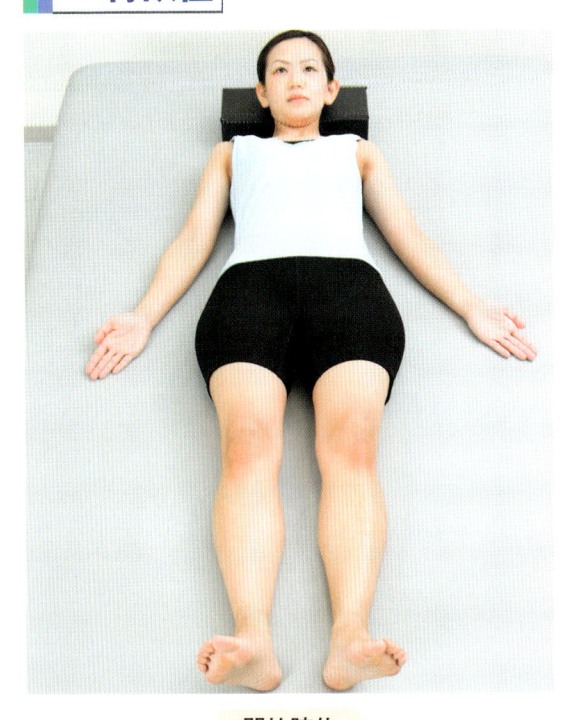

開始肢位

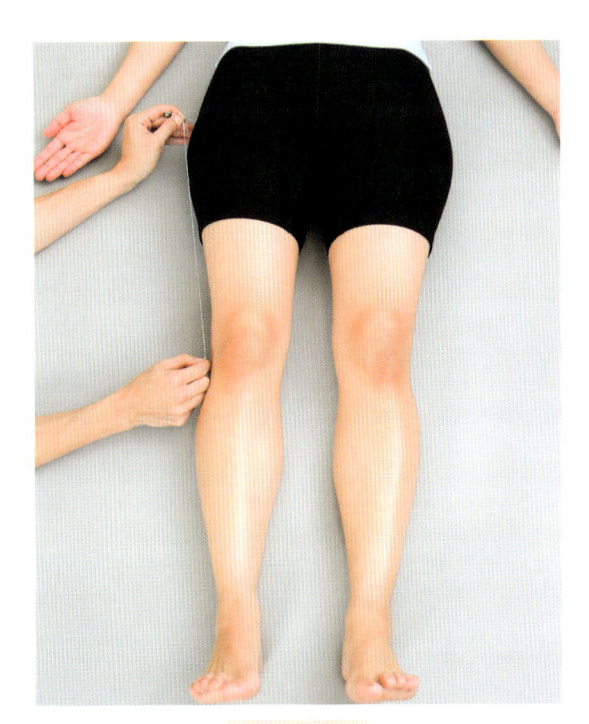

測定場面

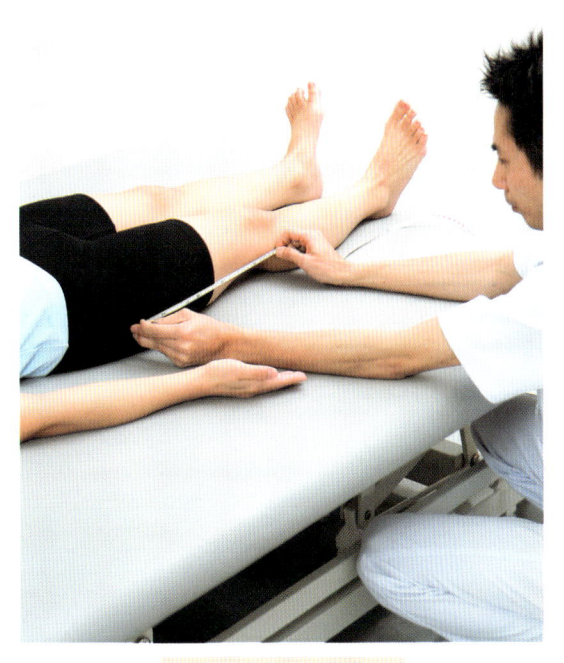

測定場面（別角度）

形態測定 — II. 四肢長

8 下腿長（膝関節裂隙〜外果）

I 測定肢位

背臥位．

II 測定方法

1. 単位は cm とし，小数点第 1 位まで表示する．
2. 股関節中間位として，膝関節裂隙（もしくは大腿骨外側上顆）〜外果までの長さを測定する．

III 膝関節裂隙の触診

大腿骨外側上顆の下で窪んだ線として前後方向に触診できる．膝関節屈曲位にて，膝蓋骨下方の膝蓋腱内側と外側を軽く押すことで裂隙を確認でき，可能な限り後方まで触診する．

IV 大腿骨外側上顆の触診

大腿骨外側を下方に触診していくと骨突起に触れる．膝関節を屈曲・伸展するとわかりやすい．

V 外果の触診

股関節中間位として下腿外側を下方へ触診していき，上方からみた際の大きく突起した最外側突出部を指標とする．

VI 注意点

1. 下腿長のため，基本的には膝関節裂隙〜外果までの長さを測定する．
2. 大腿長＋下腿長＝転子果長ではないため注意する．
3. メジャーがたるまず，ピンと張っていることを確認する．
4. 3 回測定し，その平均値を記録する．

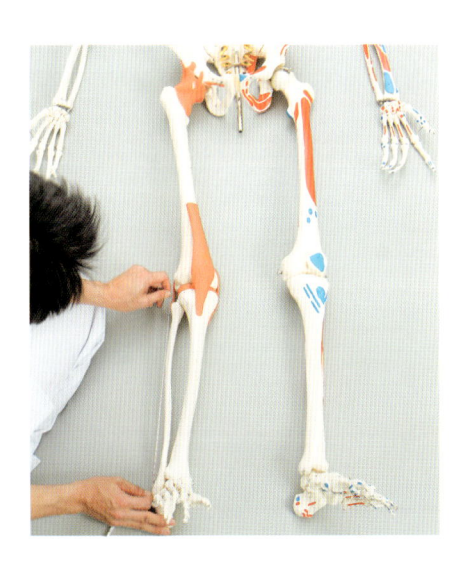

VII 骨模型

第 1 章　形態測定

背臥位

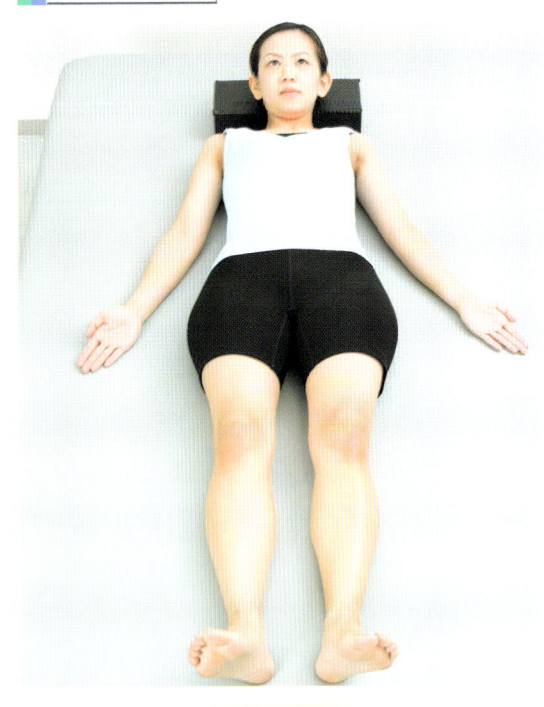

開始肢位

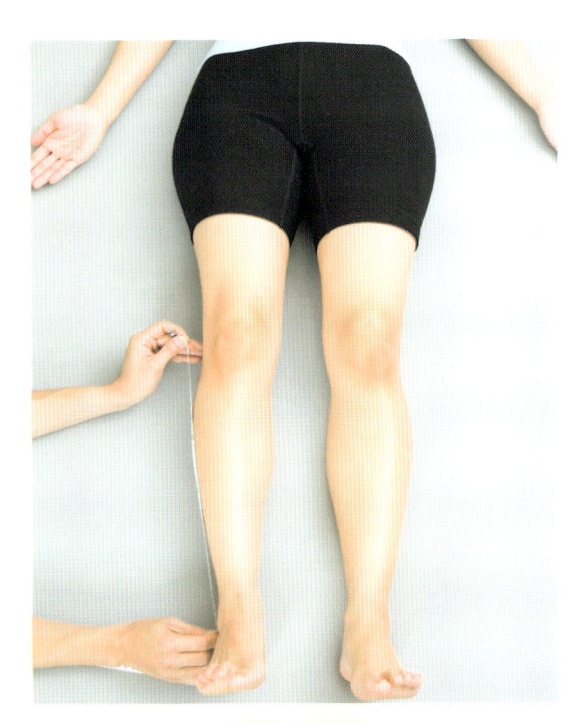

測定場面

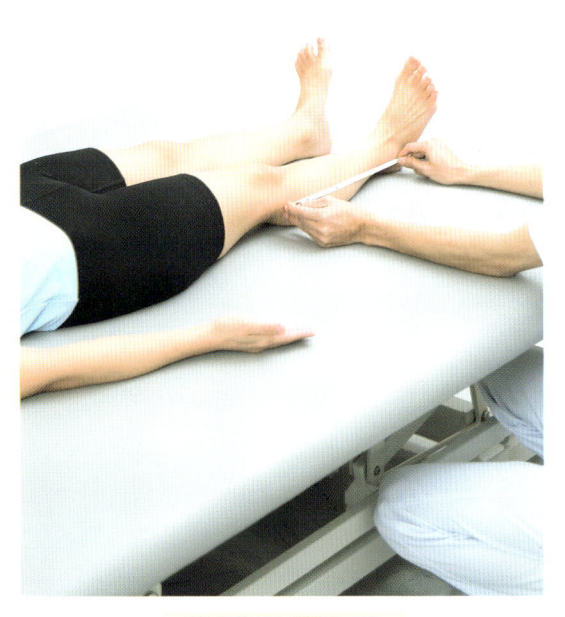

測定場面（別角度）

25

形態測定

III. 周 径

1 胸郭拡張差

I 測定肢位

背臥位または座位.

II 測定方法

1 単位は cm とし，小数点第 1 位まで表示する．
2 腋窩高，剣状突起高，第 10 肋骨高の各部位における最大吸気時と，最大呼気時の周径を測定し，その差を求める．

III 注意点

1 メジャーと皮膚表面に段差ができないよう，直線状となる程度の締めつけ力で測定する．そのためには一度締めつけ，そこから緩めた状態で計測するとよい．
2 メジャーがねじれていないことを確認する．
3 メジャーの 0 点の下部と測定点の上部を接触させた状態で測定することで，mm 単位の計測における誤差を減らすことができる（メジャーの目盛りは，上部に印刷されているため）．
4 検者は，前方から計測部位を確認するとよい．
5 背臥位，座位のみでなく，立位などでの測定により姿勢の影響を考察することもある．
6 安静呼吸の呼気終了後から測定する．

第 1 章　形態測定

腋窩高（背臥位）

ポイント 健常中高年者では 2.5〜3.0 cm 以上が指標とされている

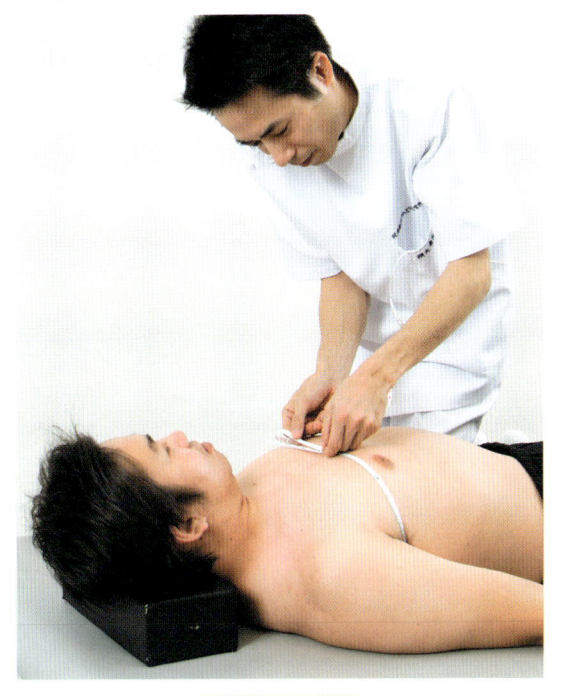

最大吸気時 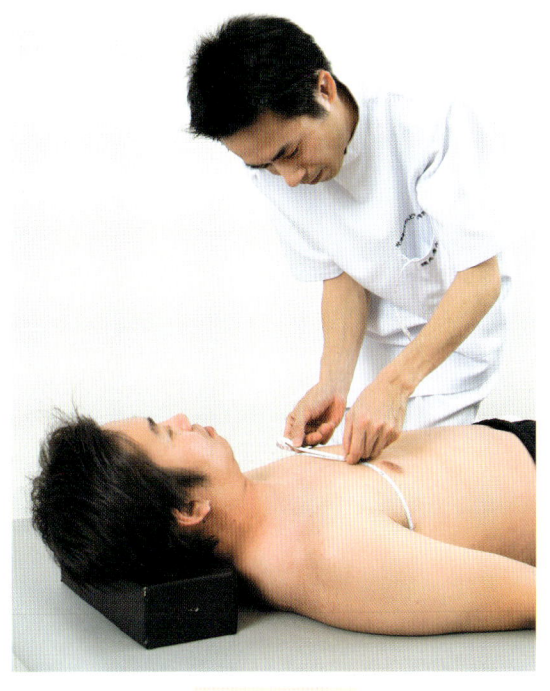　　　　　　　　　　　　　　最大呼気時

剣状突起高（背臥位）

ポイント 健常中高年者では 3.0〜4.0 cm 以上，健常成人では 5.0 cm 以上が指標とされている

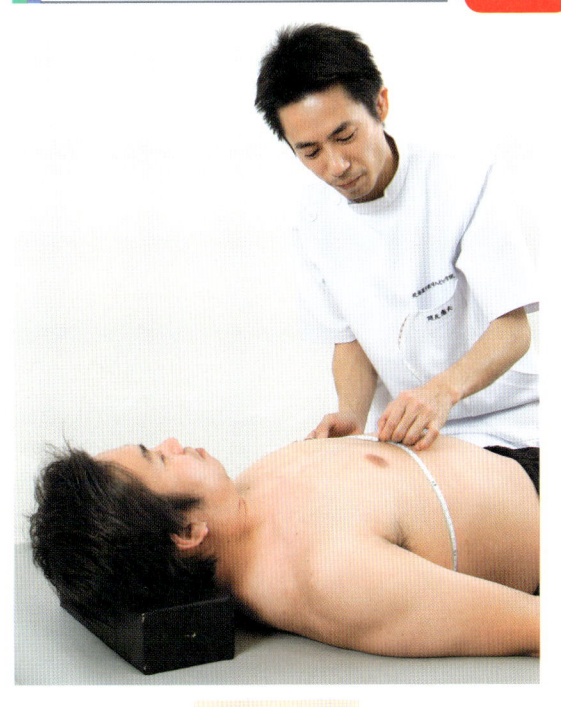

最大吸気時 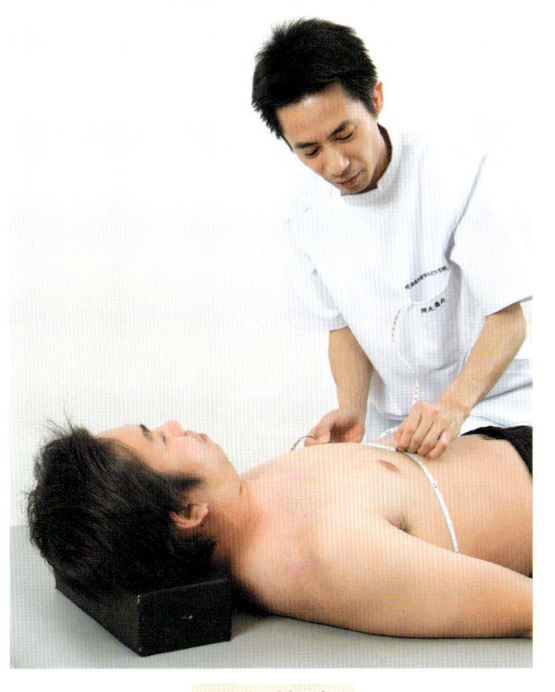　　　　　　　　　　　　　　最大呼気時

第 1 章　形態測定

第 10 肋骨高（背臥位）

ポイント 健常中高年者では 3.0〜5.0 cm 以上が指標とされている

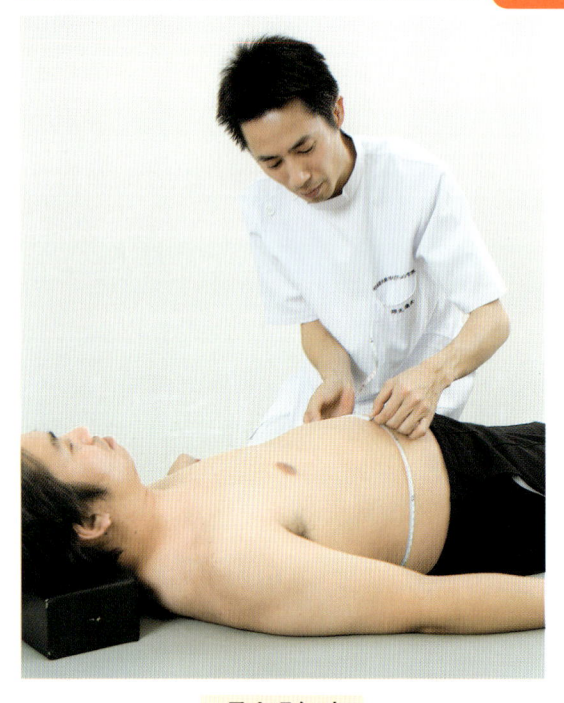

最大吸気時 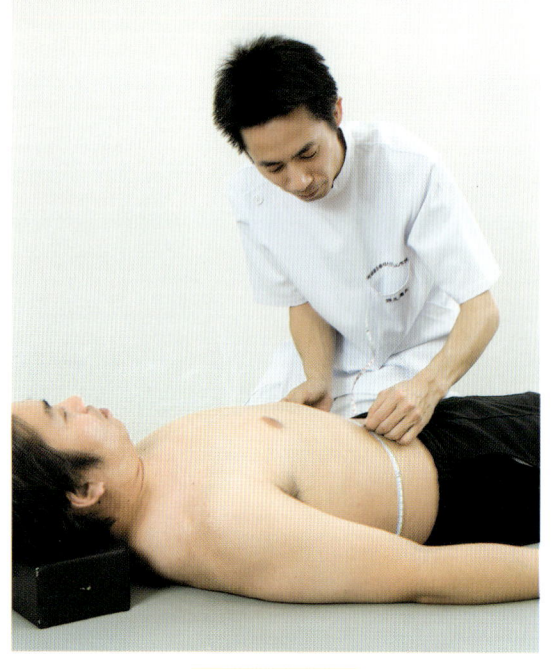　　　　　　　　　最大呼気時

腋窩高（座位）

ポイント 健常中高年者では 2.5〜3.0 cm 以上が指標とされている

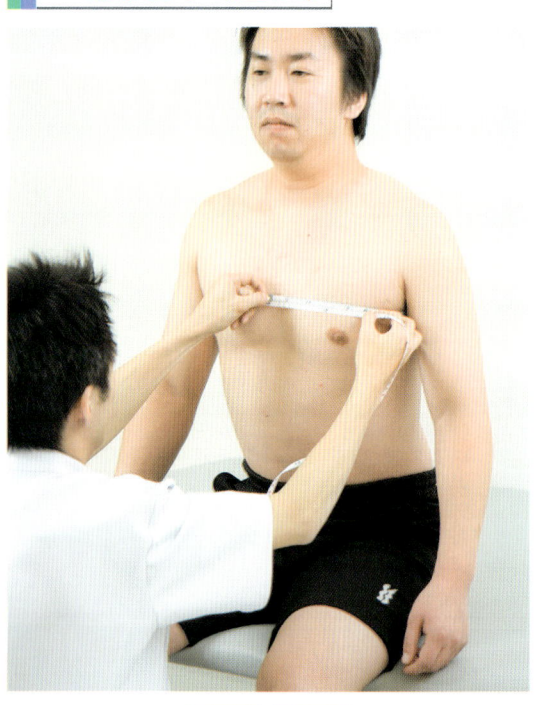

最大吸気時 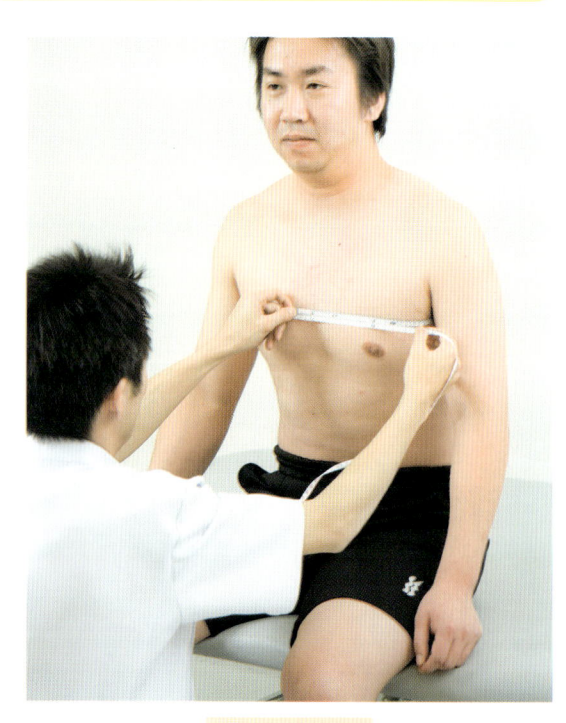　　　　　　　　　最大呼気時

第1章 形態測定

剣状突起高（座位）

ポイント 健常中高年者では 3.0〜4.0 cm 以上，健常成人では 5.0 cm 以上が指標とされている

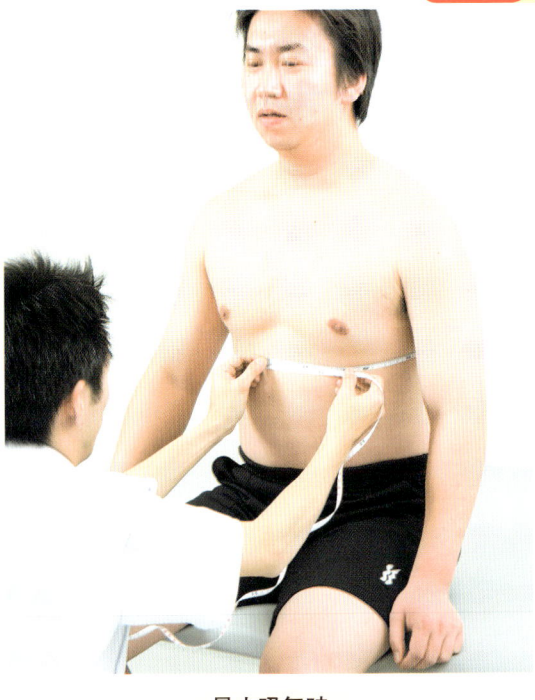

最大吸気時 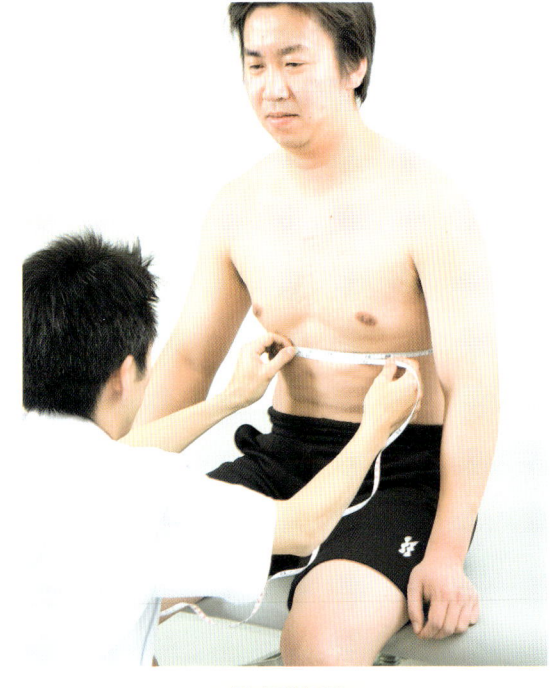　　　　　　　　　　　　最大呼気時

第10肋骨高（座位）

ポイント 健常中高年者では 3.0〜5.0 cm 以上が指標とされている

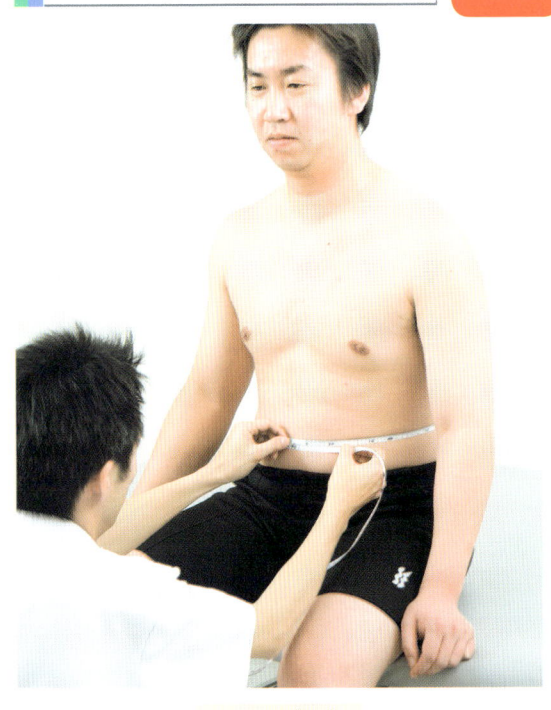

最大吸気時 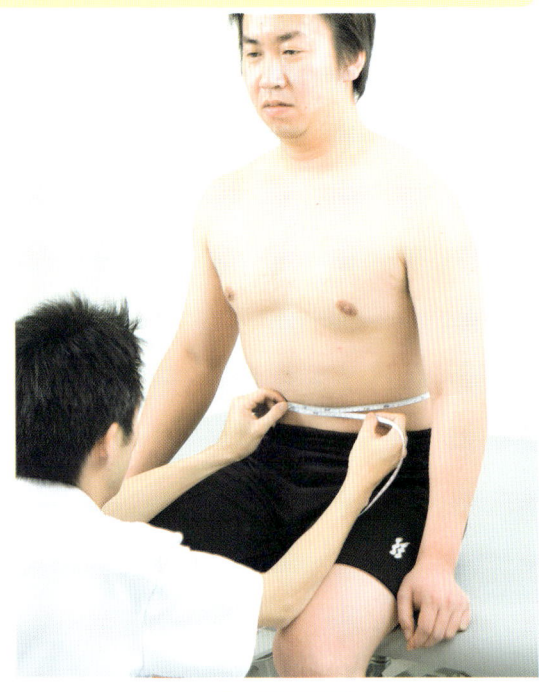　　　　　　　　　　　　最大呼気時

形態測定　Ⅲ. 周径

2 上腕周径（肘伸展位上腕周径）

Ⅰ 測定肢位
背臥位または座位．

Ⅱ 測定方法
1 単位は cm とし，小数点第 1 位まで表示する．
2 解剖学的肢位にて，肘関節伸展位における上腕二頭筋最大膨隆部の長軸にメジャーを直角に当てて測定する．

Ⅲ 注意点
1 一般に，肘関節伸展位での測定を上腕周径とする．
2 メジャーと皮膚表面に段差ができないよう，直線状となる程度の締めつけ力で測定する．そのためには一度締めつけ，そこから緩めた状態で計測するとよい．
3 メジャーがねじれていないことを確認する．
4 メジャーの 0 点の下部と測定点の上部を接触させた状態で測定することで，mm 単位の計測における誤差を減らすことができる（メジャーの目盛りは，上部に印刷されているため）．
5 上腕二頭筋最大膨隆部の測定のため，検者は側方から計測部位を確認するとよい（三角筋，上腕三頭筋最大膨隆部の測定とならないようにする）．
6 3 回測定し，その平均値を記録する．

第1章 形態測定

背臥位
ポイント 上腕長軸にメジャーを直角に当てる

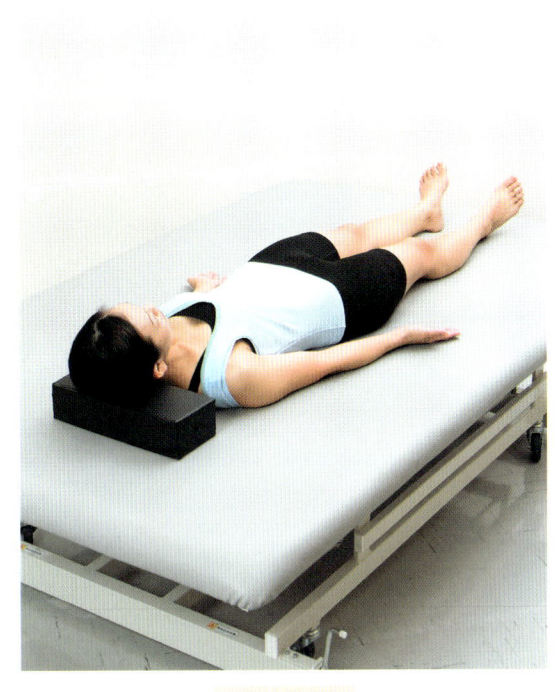

開始肢位 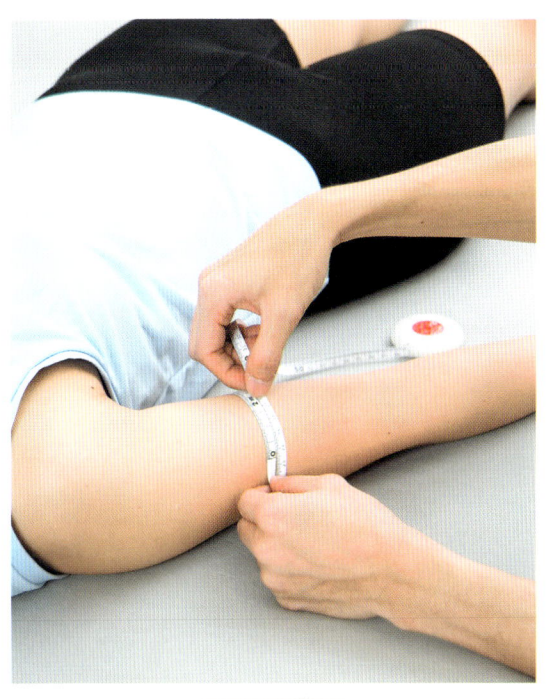　　　　　　　　　　　測定場面

座位
ポイント 上腕長軸にメジャーを直角に当てる

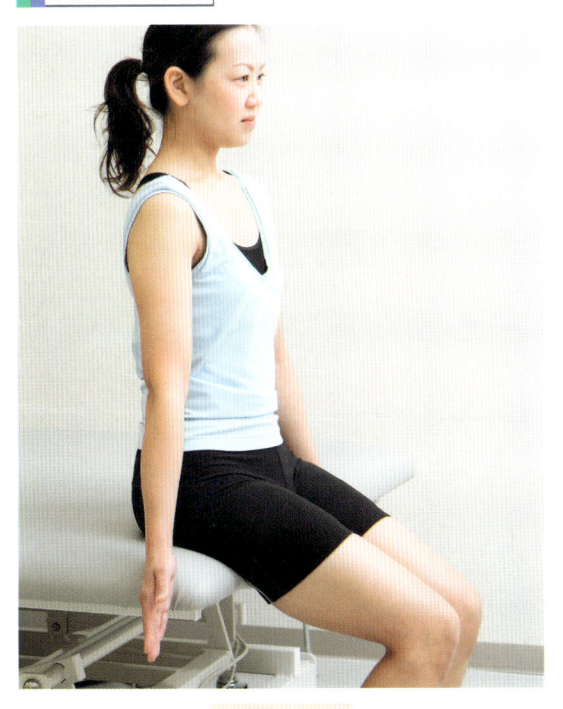

開始肢位 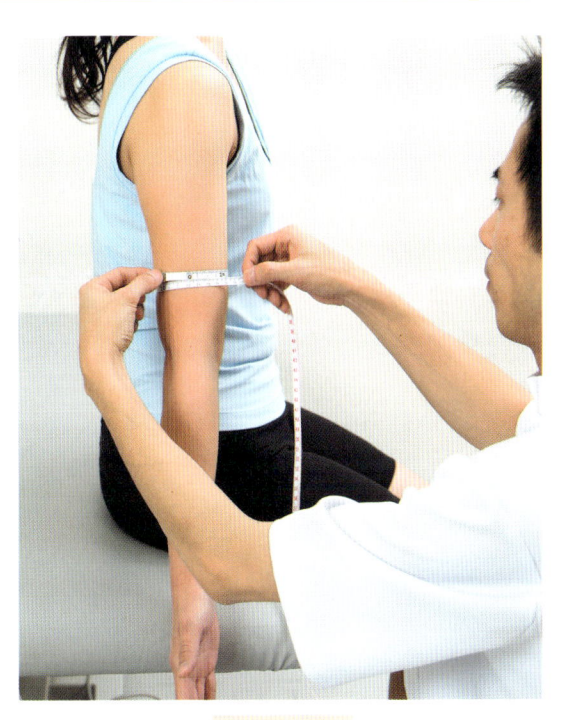　　　　　　　　　　　測定場面

31

形態測定

Ⅲ. 周 径

3 上腕周径（肘屈曲位上腕周径）

Ⅰ 測定肢位
背臥位または座位．

Ⅱ 測定方法
1 単位はcmとし，小数点第1位まで表示する．
2 解剖学的肢位にて，肘関節屈曲位における上腕二頭筋最大膨隆部の長軸にメジャーを直角に当てて測定する．

Ⅲ 注意点
1 一般に，肘関節伸展位での測定を上腕周径とする．
2 メジャーと皮膚表面に段差ができないよう，直線状となる程度の締めつけ力で測定する．そのためには一度締めつけ，そこから緩めた状態で計測するとよい．
3 メジャーがねじれていないことを確認する．
4 メジャーの0点の下部と測定点の上部を接触させた状態で測定することで，mm単位の計測における誤差を減らすことができる（メジャーの目盛りは，上部に印刷されているため）．
5 上腕二頭筋最大膨隆部の測定のため，検者は側方から計測部位を確認するとよい（三角筋，上腕三頭筋最大膨隆部の測定とならないようにする）．
6 肩関節屈曲位とならないように注意する．
7 3回測定し，その平均値を記録する．

第1章 形態測定

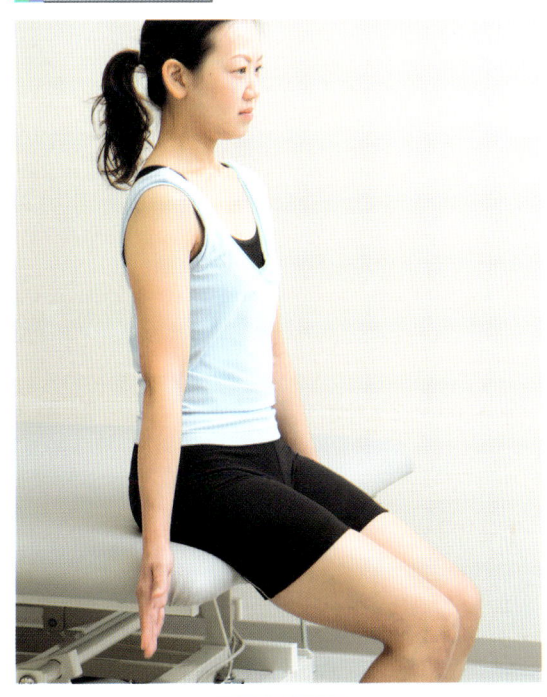

背臥位
ポイント 上腕長軸にメジャーを直角に当てる

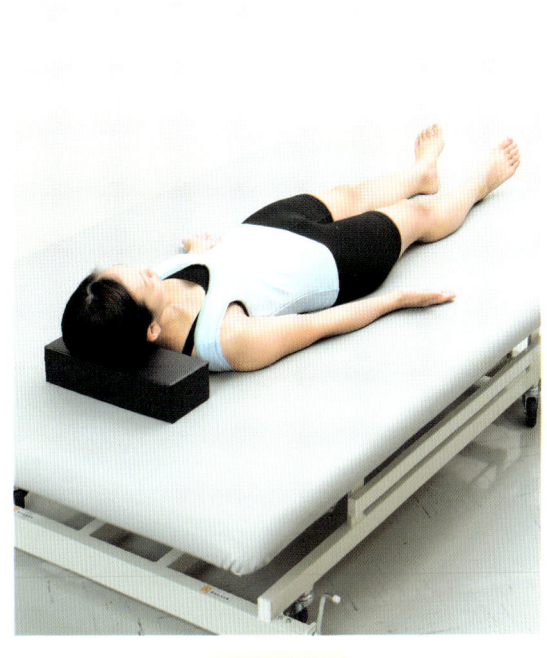

開始肢位 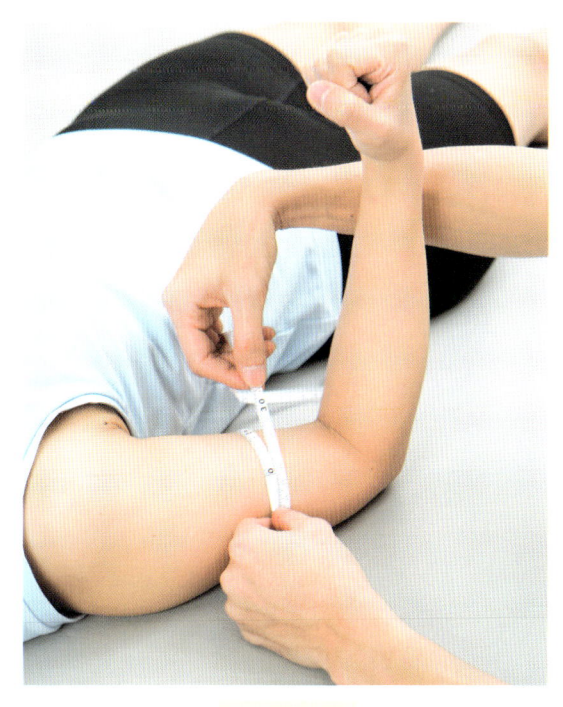　　　　　　　　　　　測定場面

座位
ポイント 上腕長軸にメジャーを直角に当てる

開始肢位 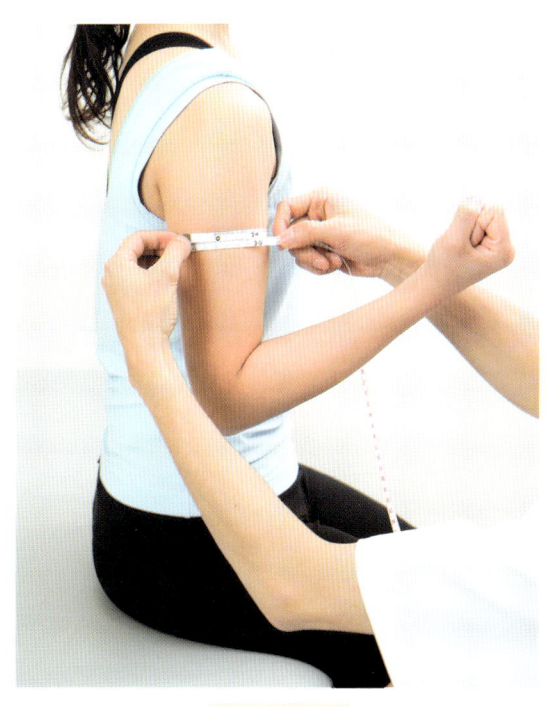　　　　　　　　　　　測定場面

形態測定

III. 周径

4 前腕周径（最大前腕周径）

I 測定肢位
背臥位または座位．

II 測定方法
1 単位はcmとし，小数点第1位まで表示する．
2 解剖学的肢位にて，前腕部における最大膨隆部の長軸にメジャーを直角に当てて測定する．

III 注意点
1 一般に，最大前腕周径を前腕周径とする．
2 肘関節は伸展位とする．
3 メジャーと皮膚表面に段差ができないよう，直線状となる程度の締めつけ力で測定する．そのためには一度締めつけ，そこから緩めた状態で計測するとよい．
4 メジャーがねじれていないことを確認する．
5 メジャーの0点の下部と測定点の上部を接触させた状態で測定することで，mm単位の計測における誤差を減らすことができる（メジャーの目盛りは，上部に印刷されているため）．
6 前腕最大膨隆部の測定のため，検者は前方から計測部位を確認するとよい．
7 3回測定し，その平均値を記録する．

第1章 形態測定

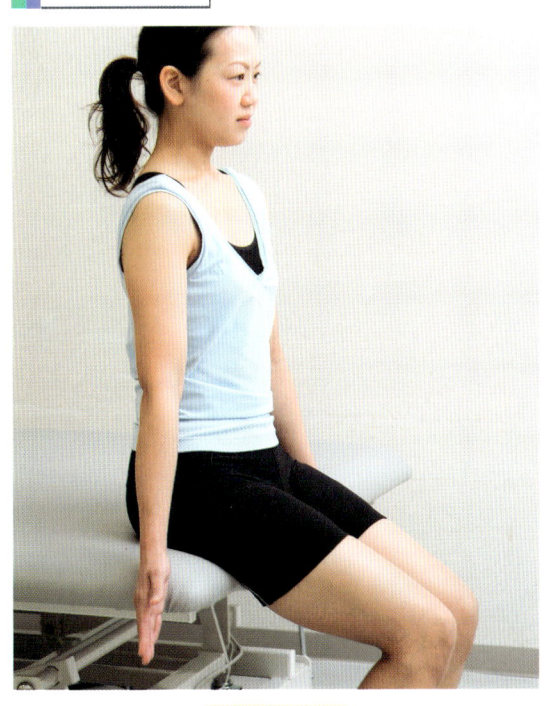

背臥位
ポイント 前腕長軸にメジャーを直角に当てる

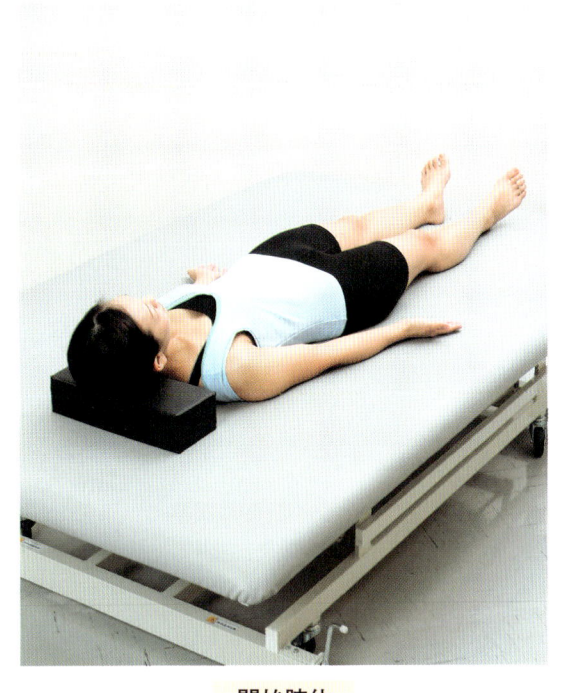

開始肢位 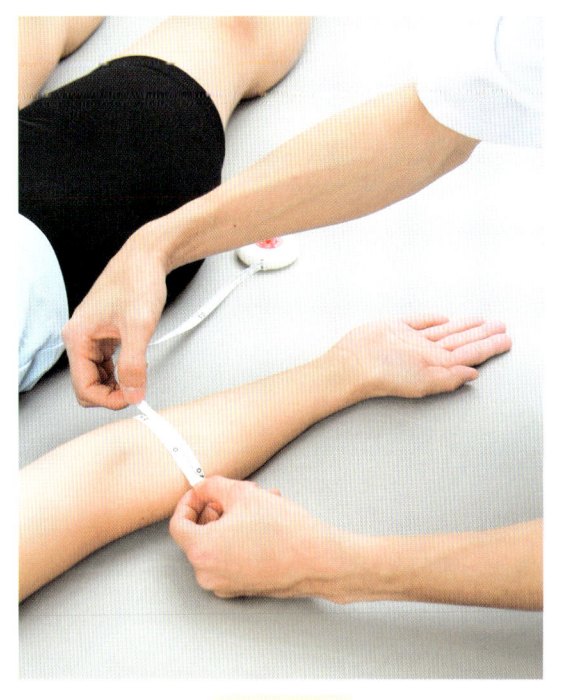　　　　　　　　　　　測定場面

座 位
ポイント 前腕長軸にメジャーを直角に当てる

開始肢位 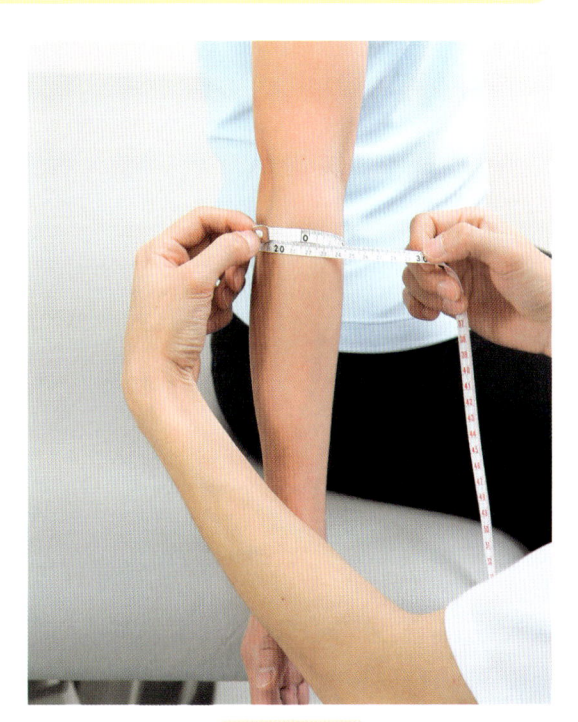　　　　　　　　　　　測定場面

35

形態測定 　Ⅲ. 周 径

5 前腕周径（最小前腕周径）

Ⅰ 測定肢位
背臥位または座位．

Ⅱ 測定方法
1 単位は cm とし，小数点第1位まで表示する．
2 解剖学的肢位にて，前腕部における最小周径部の長軸にメジャーを直角に当てて測定する．

Ⅲ 注意点
1 メジャーと皮膚表面に段差ができないよう，直線状となる程度の締めつけ力で測定する．そのためには一度締めつけ，そこから緩めた状態で計測するとよい．
2 肘関節は伸展位とする．
3 メジャーがねじれていないことを確認する．
4 メジャーの0点の下部と測定点の上部を接触させた状態で測定することで，mm 単位の計測における誤差を減らすことができる（メジャーの目盛りは，上部に印刷されているため）．
5 前腕最小周径部の測定のため，検者は前方から計測部位を確認するとよい．一般には，橈骨茎状突起と尺骨茎状突起の直上部となることが多い．
6 3回測定し，その平均値を記録する．

第1章 形態測定

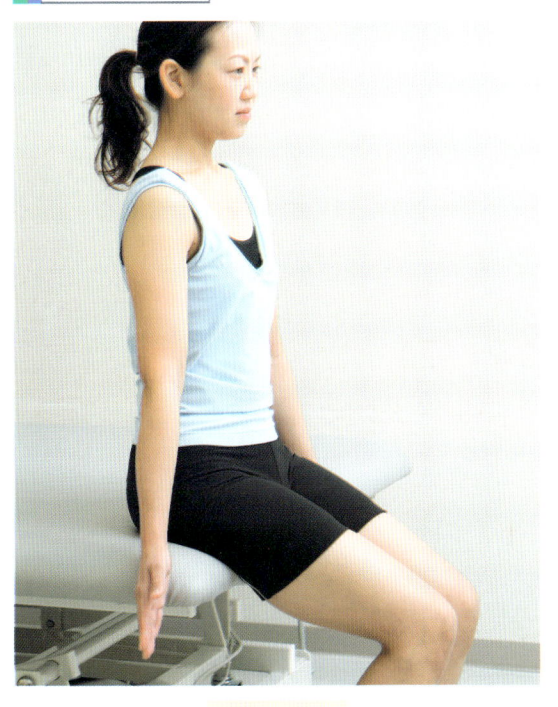

背臥位　ポイント：前腕長軸にメジャーを直角に当てる

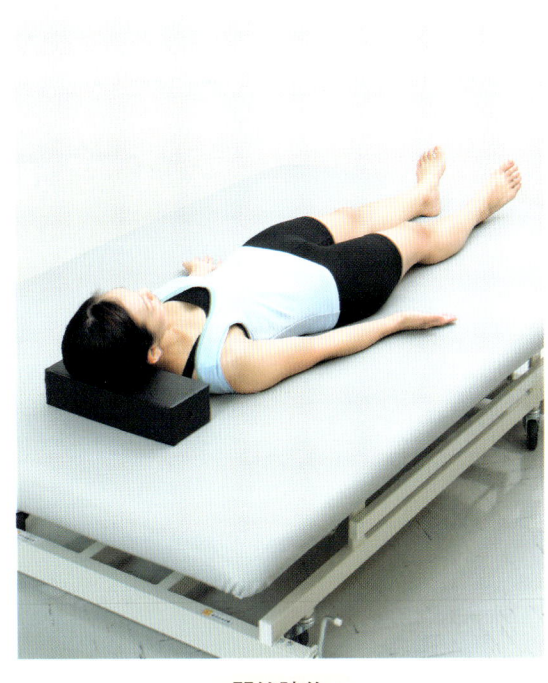

開始肢位 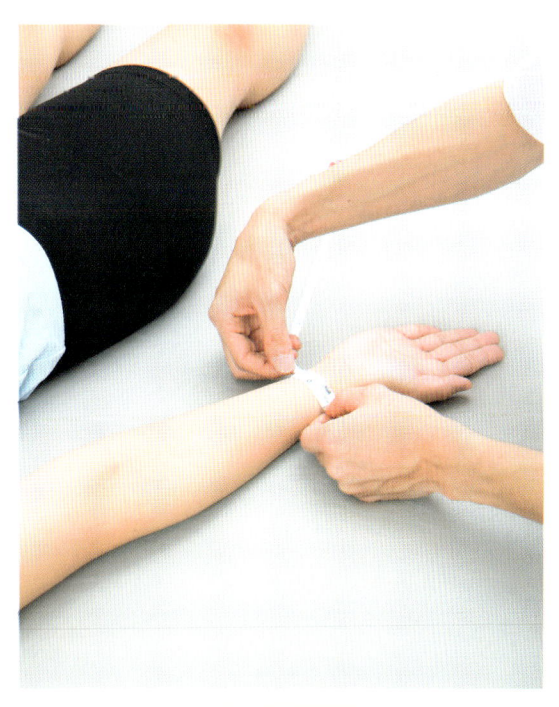　　　　　　　　　　測定場面

座位　ポイント：前腕長軸にメジャーを直角に当てる

開始肢位 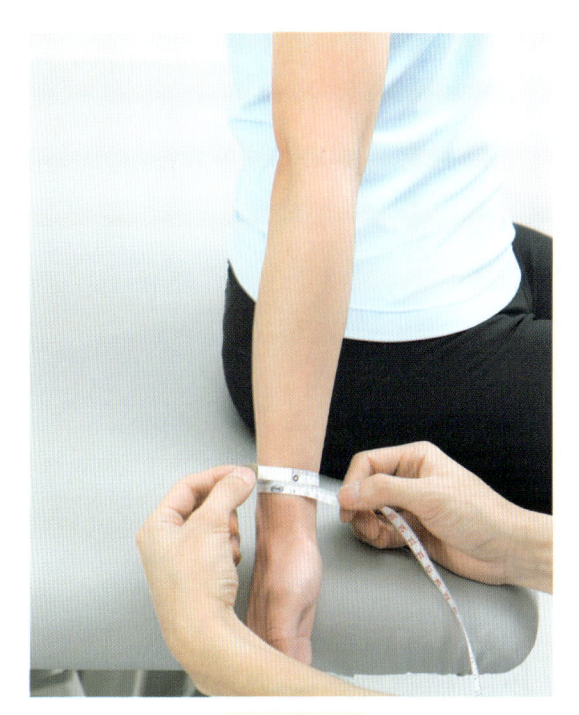　　　　　　　　　　測定場面

形態測定

6 大腿周径

Ⅲ. 周径

Ⅰ 測定肢位

背臥位．

Ⅱ 測定方法

1 単位は cm とし，小数点第 1 位まで表示する．
2 膝関節伸展位として，①膝蓋骨上縁，②膝蓋骨上縁から 5 cm 上方，③膝蓋骨上縁から 10 cm 上方，④膝蓋骨上縁から 15 cm 上方において，大腿長軸にメジャーを直角に当てて測定する．

Ⅲ 注意点

1 ②～④は，上前腸骨棘～膝蓋骨上縁までを結んだ線上にて計測部位の指標を設定するとよい．
2 メジャーと皮膚表面に段差ができないよう，直線状となる程度の締めつけ力で測定する．そのためには一度締めつけ，そこから緩めた状態で計測するとよい．
3 メジャーがねじれていないことを確認する．
4 メジャーの 0 点の下部と測定点の上部を接触させた状態で測定することで，mm 単位の計測における誤差を減らすことができる（メジャーの目盛りは，上部に印刷されているため）．
5 3 回測定し，その平均値を記録する．

Ⅳ Advance

各部位での測定意義
①膝蓋骨上縁は膝関節の腫脹の程度を，②膝蓋骨上縁から 5 cm 上方は内側広筋の萎縮を，③膝蓋骨上縁から 10 cm 上方は外側広筋の萎縮を，④膝蓋骨上縁から 15 cm 上方は大腿部全体の萎縮を反映するとの報告が多い．

第 1 章　形態測定

背臥位　ポイント　大腿長軸にメジャーを直角に当てる

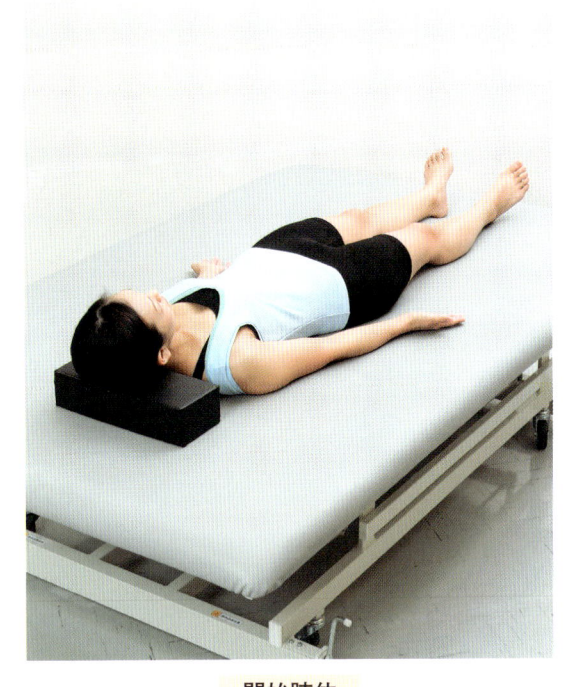

開始肢位

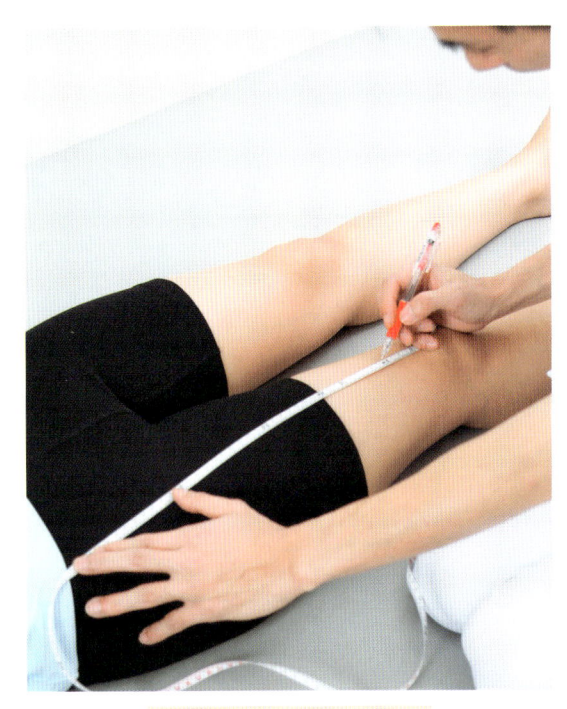

測定部位のマーキング

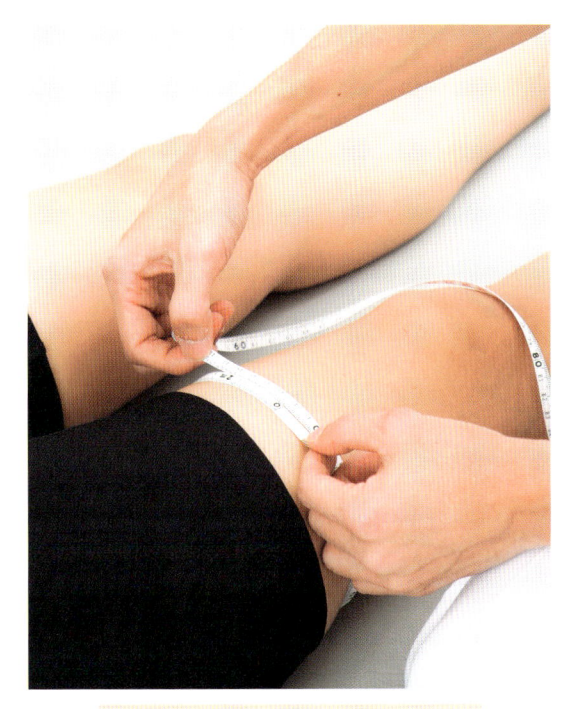

膝蓋骨上縁 10 cm 上方での測定

形態測定 —— III. 周 径

7 下腿周径（最大下腿周径）

I 測定肢位

背臥位．

II 測定方法

1 単位は cm とし，小数点第 1 位まで表示する．
2 下腿部における腓腹筋最大周径部の長軸にメジャーを直角に当てて測定する．

III 注意点

1 メジャーと皮膚表面に段差ができないよう，直線状となる程度の締めつけ力で測定する．そのためには一度締めつけ，そこから緩めた状態で計測するとよい．
2 メジャーがねじれていないことを確認する．
3 メジャーの 0 点の下部と測定点の上部を接触させた状態で測定することで，mm 単位の計測における誤差を減らすことができる（メジャーの目盛りは，上部に印刷されているため）．
4 下腿の腓腹筋最大周径部の測定のため，膝関節屈曲位のほうが圧迫の影響を少なくできる．
5 足部の慢性症状としての浮腫や，症状が長期化した場合の下腿周囲筋の萎縮を反映するとの報告が多い．
6 3 回測定し，その平均値を記録する．

第 1 章 形態測定

背臥位

ポイント 下腿長軸にメジャーを直角に当てる

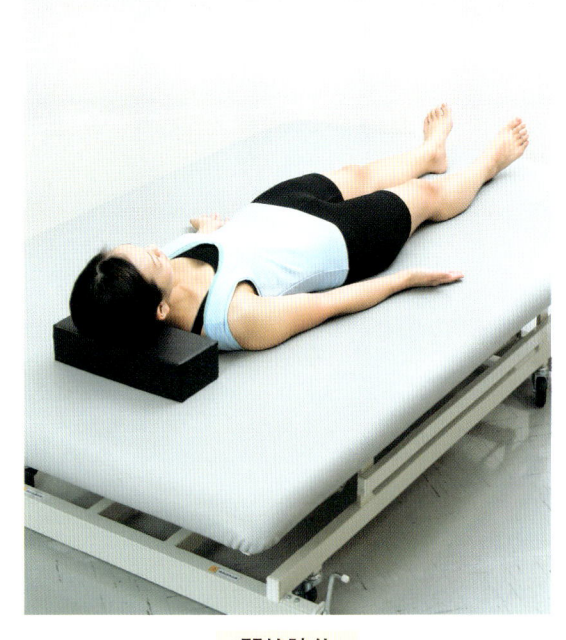

開始肢位

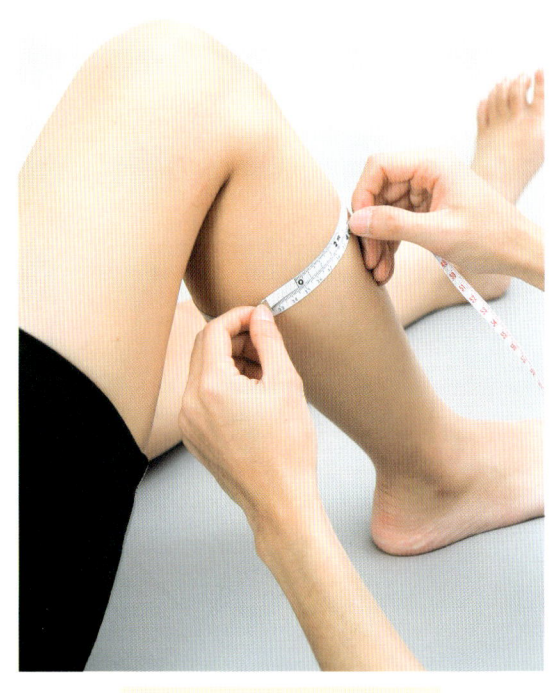

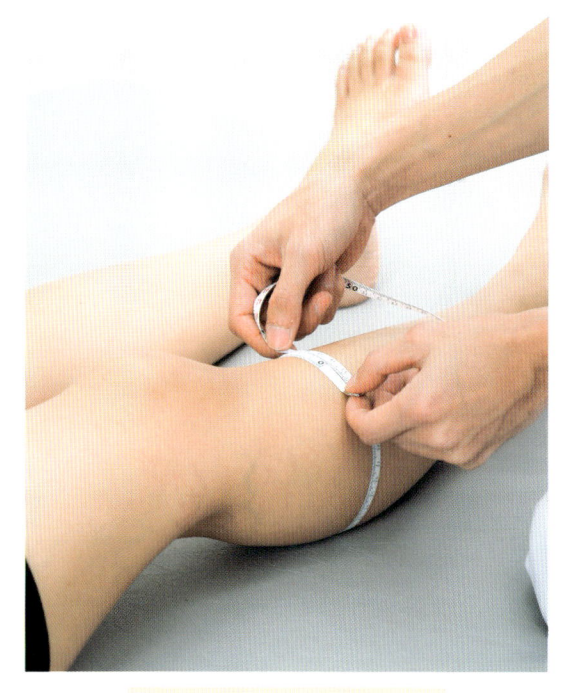

測定場面（膝関節屈曲位）　　　　　測定場面（膝関節伸展位）

41

形態測定 —— Ⅲ. 周 径

8 下腿周径（最小下腿周径）

Ⅰ 測定肢位
背臥位．

Ⅱ 測定方法
1 単位はcmとし，小数点第1位まで表示する．
2 下腿部における内果と外果の直上で最も細い部位の長軸にメジャーを直角に当てて測定する．

Ⅲ 注意点
1 メジャーと皮膚表面に段差ができないよう，直線状となる程度の締めつけ力で測定する．そのためには一度締めつけ，そこから緩めた状態で計測するとよい．
2 メジャーがねじれていないことを確認する．
3 メジャーの0点の下部と測定点の上部を接触させた状態で測定することで，mm単位の計測における誤差を減らすことができる（メジャーの目盛りは，上部に印刷されているため）．
4 下腿の最小周径部の測定のため，膝関節屈曲位のほうが圧迫の影響を少なくできる．
5 足部の慢性症状としての浮腫や，足関節の急性外傷後などの腫脹を反映するとの報告が多い．
6 3回測定し，その平均値を記録する．

第 1 章　形態測定

背臥位

ポイント　下腿長軸にメジャーを直角に当てる

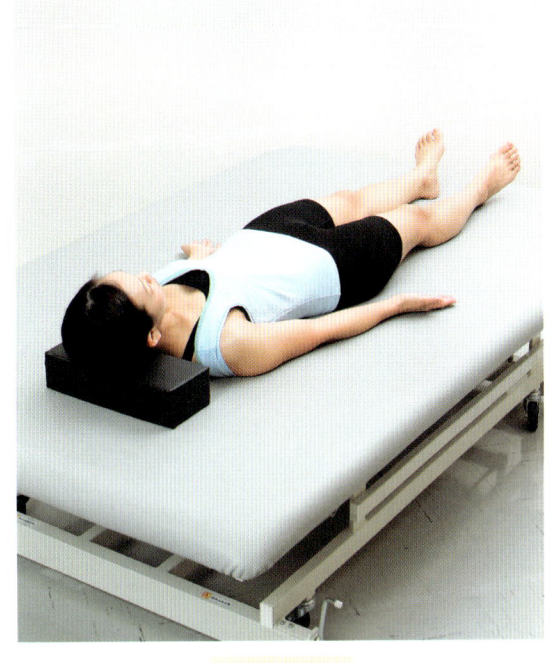

開始肢位

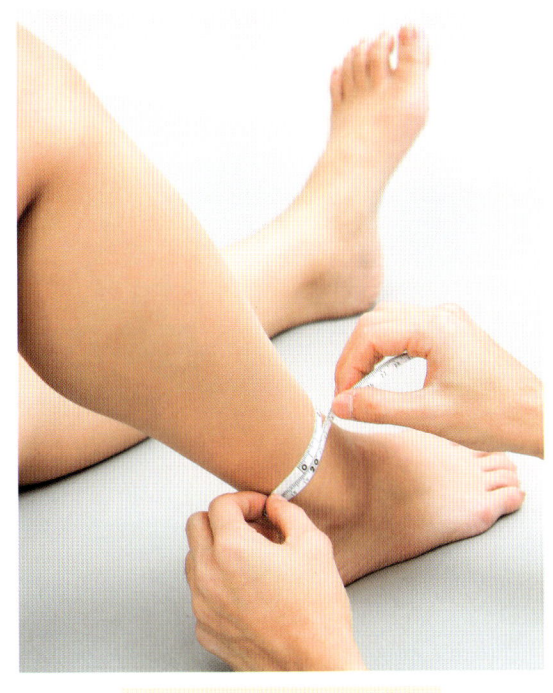

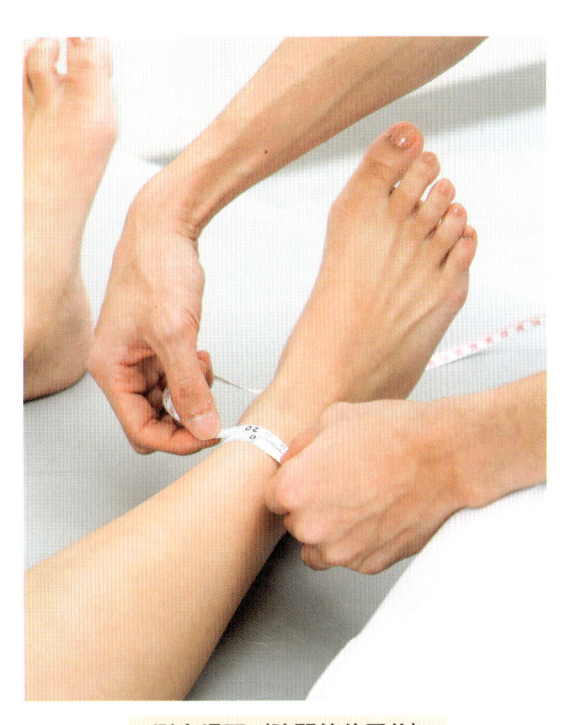

測定場面（膝関節屈曲位）　　　測定場面（膝関節伸展位）

第2章 感覚検査

I. 表在感覚
II. 深部感覚
III. 複合感覚

感覚検査

1 感覚検査とは（体性感覚の検査）

感覚とは

1. 感覚（sensation）：単純な要素的刺激を感受する過程

　生体は環境から多くの刺激（光，音，物理的刺激など）を受けており，その刺激を受けとるための各器官を感覚器（眼，鼻，耳，舌，皮膚など）という．感覚器には各種の受容器が存在する（**表1**）．通常，受容器は最も刺激に適した適刺激によって興奮する．一般に感覚神経終末にある体性感覚受容器が刺激を受容する．なお，体性とは身体を意味し，視覚，聴覚，平衡感覚，味覚，一部の体性感覚では受容器と感覚神経が別にシナプスを介して存在している．

　この刺激を受容器電位に変換させ，閾値以上の受容器電位が発生することで感覚神経に活動電位が発生する．感覚神経に発生した活動電位は，上行経路で大脳皮質感覚野の第一次中枢へと伝わる（**図1a**）．体性感覚中枢である中心後回の一次体性感覚野には体部位局在性（**図1b**）が存在し，刺激を受けた生体の各部位に対応している．

　このように刺激を感覚器内の受容器が受け入れ，活動電位として第一次中枢まで伝えられる過程を感覚と定義している．例えるなら目の前にリンゴがある場合，「何かがある」と光刺激を光受容器にて視覚として情報を得るまでの過程をいう．

表1　受容器の分類と感覚の種類（文献1）より改変引用）

			受容器に対する適刺激の種類による分類				
			機械受容器（mechanoreceptor）	侵害受容器	光受容器	化学受容器	温度受容器
刺激が発生する場所と受容器の所在による分類	外受容器	接触性受容器	触覚，圧覚	痛覚		味覚	温度覚
		遠隔受容器	聴覚		視覚	嗅覚	
	内受容器	固有（感覚）受容器（proprioceptor）	平衡感覚	深部痛覚			
			深部感覚				
		内臓受容器	臓器感覚	内臓痛覚		（頸動脈洞反射）	（体温調節反射）

a．第一次中枢

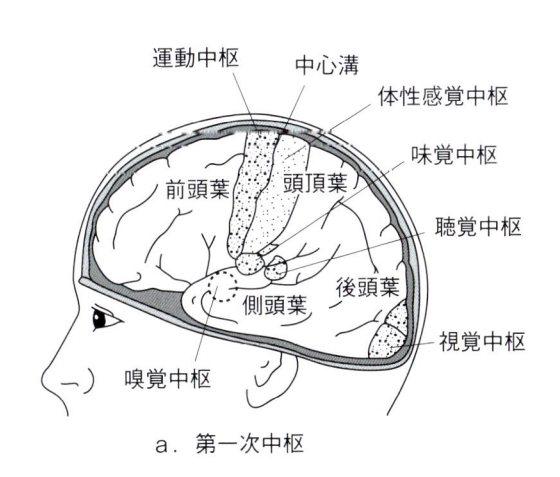

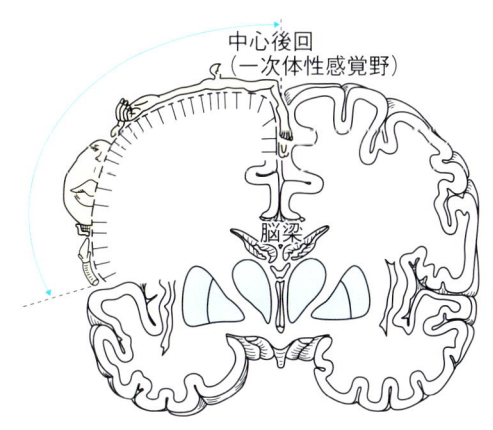

b．体部位局在性（通称ホムンクルス；中心溝に沿った縦切断面である）

図1　感覚の中枢

2. 知覚（perception）：刺激の強度，質，時間的経過などを弁別する過程

　大脳皮質感覚野の第一次中枢まで伝えられた活動電位は，第一次中枢の周囲に存在する第二次中枢へ伝導・伝達される．一般に第二次中枢は，第一次中枢とは違い明確な体部位局在性が認められないが，第一次中枢と共同することで刺激の性質・強度・時間などを判定する．ただし，感覚と知覚は区別が困難とされる．

　このように感覚の正体を弁別しようとする過程を知覚と定義している．例えるなら目の前にリンゴがある場合，「赤い，丸い」と刺激の性質などを判定するまでの過程をいう．

3. 認知（cognition）：物の概念や識別にまで至る知的処理の過程

　感覚連合野（頭頂連合野，側頭連合野）の働きにより，過去の経験や記憶と照らし合わせ，感覚が意味する概念や識別が行われる．例えば，頭頂連合野は空間の立体的な認識や体の左右を正しく判断する領域とされており，側頭連合野は物の認識やエピソード記憶に関わるとされている．このようにいくつかの知覚を統合し知覚が意味するものを判断する過程を認知と定義している．例えるなら目の前にリンゴがある場合，「リンゴだ」と刺激の意味を判断するまでの過程をいう．

4. 感覚と知覚の検査

　一般的に感覚・知覚過程において異常がないか，検査測定を行うことを感覚検査としていることが多い．つまり検査上，両者を明確に分けて検査をしていない．本書においても感覚と知覚が意味するものを感覚という用語として用いる．

第2章 感覚検査

感覚の種類

1. 体性感覚
①表在感覚：触覚，圧覚，痛覚，温度覚などをいう．これらは皮膚・粘膜の感覚である．
②深部感覚：関節覚（位置覚，運動覚），振動覚などをいう．これらは骨膜・筋・関節などの感覚である．
③複合感覚：2点識別覚，皮膚書字覚，立体認知などをいう．これらは表在感覚や深部感覚から複合した情報を認識する感覚である．

2. 特殊感覚
特殊感覚とは，嗅覚，視覚，聴覚，味覚，平衡感覚をいう．これらは脳神経にて伝導・伝達される．

3. 内臓感覚
内臓感覚とは，臓器感覚（膨満感，尿意，便意など），内臓痛をいう．これらは内臓器からの情報を自律神経が中枢へ伝え認識する感覚である．

一般的に体性感覚を感覚検査として行い，特殊感覚は脳神経検査として行うことが多い．そのため本書においても体性感覚についての検査測定を感覚検査としている．

感覚受容器と感覚の種類との関係 (図2~3, 表2)

1. 外受容器
外受容器とは，ルフィニ小体，メルケル触盤，マイスナー小体，自由神経終末などをいう．

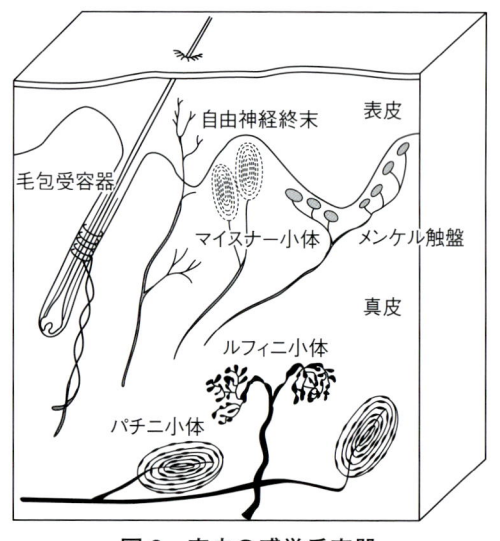

図2 表皮の感覚受容器

第2章 感覚検査

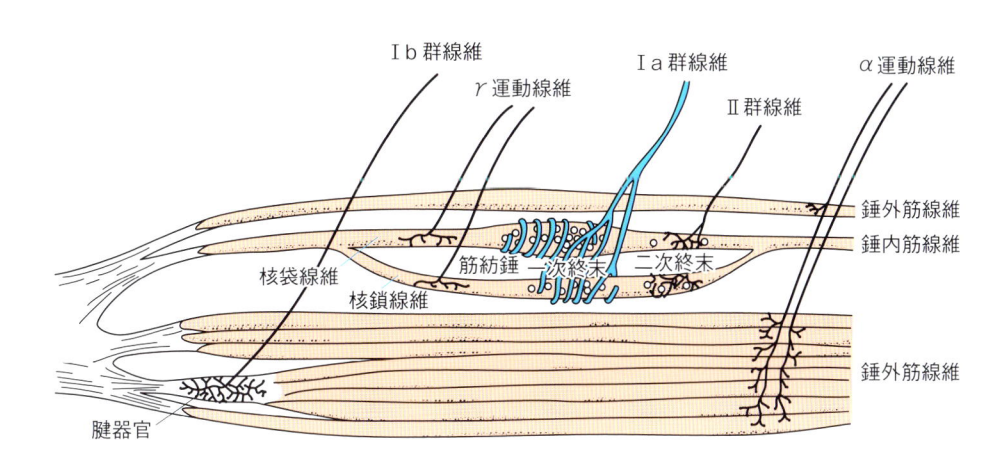

図3 筋紡錘と腱紡錘（文献2）より引用）

表2 感覚の受容器

受容器	感覚	適刺激	順応	神経線維
皮膚の機械的受容器				
・ルフィニ小体	触覚	皮膚変形	遅い	Aβ
・メルケル触盤	触覚，圧覚	皮膚変形	遅い	Aβ
・マイスナー小体	触覚，振動覚（粗大な）	粗大な振動	速い	Aβ
・パチニ小体	振動覚（高頻度な）	振動	速い	Aβ
・毛包受容器	触覚	毛の動き	速い	Aβ
・自由神経終末	触覚（粗大な）	変形	速い	Aδ
温熱受容器				
・自由神経終末	温度覚（冷覚）	15〜30℃	中間	Aδ，C
・自由神経終末	温度覚（温覚）	30〜42℃	中間	C
固有（感覚）受容器				
・筋紡錘（環らせん終末，一次終末）	固有感覚，筋の長さ（動的反応）	筋の伸展	遅い	Ia
・筋紡錘（散形終末，二次終末）	固有感覚，筋の長さ（静的反応）	筋の伸展	遅い	II
・腱器官	筋の張力	腱への張力	遅い	Ib
・関節受容器（ルフィニ小体，パチニ小体，自由神経終末）	固有感覚	関節の動きと圧	遅い	II，IV
痛覚受容器				
・自由神経終末	痛覚（鋭痛）	侵害（機械的）	遅い	Aδ
・自由神経終末（ポリモーダル受容器）	痛覚（鈍痛）	侵害（多様式）	遅い	C

49

表在感覚の多くに関与している.

2. 固有（感覚）受容器

固有（感覚）受容器とは，筋紡錘，腱器官，ルフィニ小体，パチニ小体，自由神経終末などをいう．深部感覚の多くに関与している．なお，固有感覚は深部感覚とほぼ同義とされ，固有（感覚）受容器は運動に関係する関節受容器も含む受容器のことである．平衡感覚受容器や深部痛覚受容器を含む場合もある．

3. 特殊感覚受容器

特殊感覚受容器とは，特殊感覚の感覚受容器をいう．

4. 内受容器

内受容器とは，内臓感覚の感覚受容器をいう．

感覚伝導路

1. 一次求心性神経 (表3, 4)

一次求心性神経には髄鞘の有無，厚さ，神経線維の直径と伝導速度から分類されたA，B，Cの3種類がある．また，受容器で分類されるⅠ群，Ⅱ群，Ⅲ群，Ⅳ群線維の分類もあり，Ⅱ群はAβに，Ⅲ群はAδに，Ⅳ群はCに相当する．

表3　神経線維の分類（文字分類）

	髄鞘	直径（μm）	伝導速度（m/sec）	機能
Aα	有髄	12〜20	70〜120	筋への運動神経
Aβ	有髄	5〜12	30〜70	触・圧覚，振動覚の感覚神経
Aγ	有髄	3〜6	15〜30	筋紡錘への運動神経
Aδ	有髄	2〜5	12〜30	痛覚，温度覚の感覚神経
B	有髄	<3	3〜15	交感神経節前線維
C	無髄	0.4〜1.2	0.5〜2	痛覚，温度覚の感覚神経，交感神経節後線維

表4　神経線維の分類（数字分類）

	受容器	機能
Ⅰa	筋紡錘（環らせん終末）	筋の（加速的な）長さ変化の感覚神経
Ⅰb	腱器官	筋の張力変化の感覚神経
Ⅱ	筋紡錘（散形終末），触圧覚受容器，関節受容器	筋の長さ（状態），触・圧覚，固有感覚の感覚神経
Ⅲ	自由神経終末，温度覚受容器	痛覚，温度覚の感覚神経
Ⅳ	自由神経終末（ポリモーダル受容器），温度覚受容器	痛覚，温度覚の感覚神経

2. 中枢経路（図4）

四肢の感覚伝導路は，以下の6つの伝導路が存在する．

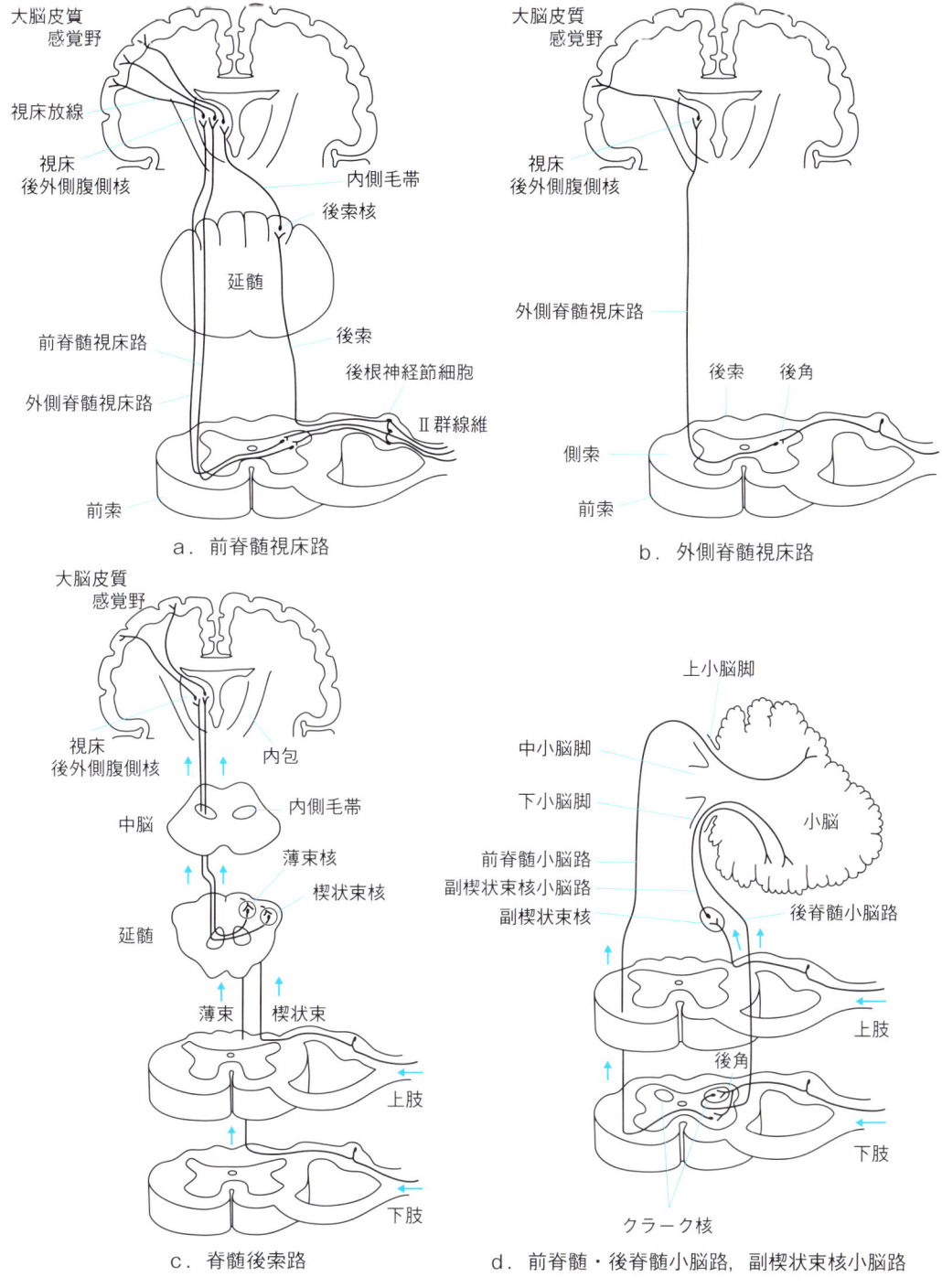

図4 感覚の中枢経路

a．前脊髄視床路
b．外側脊髄視床路
c．脊髄後索路
d．前脊髄・後脊髄小脳路，副楔状束核小脳路

a．前脊髄視床路：触覚（非判別性，粗大な）の伝導路である

　前脊髄視床路とは，刺激による興奮が受容器→感覚神経→脊髄後根神経節→脊髄後根→脊髄後角（ニューロン変更）→白交連（交叉する）→反対側の脊髄前索→前脊髄視床路→視床（視床後外側腹側核；ニューロン変更）→内包後脚→大脳皮質感覚野へと伝わる経路である．粗大な触覚とは識別力のない触覚とされており，体表で体毛のある部位（毛包受容器）から入力された触覚が多く，大脳皮質感覚野の体部位局在性が低い触覚とされる．

b．外側脊髄視床路：温度覚，痛覚の伝導路である

　外側脊髄視床路とは，刺激による興奮が受容器→感覚神経→脊髄後根神経節→脊髄後根→脊髄後角（ニューロン変更）→1,2髄節上行しながら白交連（交叉する）→反対側の脊髄側索→外側脊髄視床路→視床（視床後外側腹側核；ニューロン変更）→内包後脚→大脳皮質感覚野へと伝わる経路である．

c．脊髄後索路：深部感覚（意識性），触覚（識別性）の伝導路である

　脊髄後索路とは，刺激による興奮が受容器→感覚神経→脊髄後根神経節→脊髄後根→脊髄後索→延髄（上肢：楔状束→楔状束核，下肢：薄束→薄束核；ニューロン変更）→交差し反対側で内側毛帯を形成→視床（視床後外側腹側核；ニューロン変更）→内包後脚→大脳皮質感覚野へと伝わる経路である．なお，識別性のある触覚とは手掌や口唇などの無毛部の受容器からの触覚であり，大脳皮質感覚野の体部位局在性が大きい触覚とされる．

d．後脊髄小脳路：深部感覚（非意識性；下肢）の伝導路である

　後脊髄小脳路とは，刺激による興奮が受容器→感覚神経→脊髄後根神経節→脊髄後根→脊髄後角（クラーク核；ニューロン変更）→脊髄側索後外側→後脊髄小脳路→下小脳脚→小脳へと伝わる経路である．

e．前脊髄小脳路：深部感覚（非意識性；下肢）の伝導路である

　前脊髄小脳路とは，刺激による興奮が受容器→感覚神経→脊髄後根神経節→脊髄後根→脊髄後角（ニューロン変更）→白交連（交叉する）→反対側の脊髄側索前外側→前脊髄小脳路→小脳に至るまでに再度交差→上小脳脚→小脳へと伝わる経路である．なお，前脊髄小脳路は2度交差するので最終的には同側の小脳へ連絡する．

f．副楔状束核小脳路：深部感覚（非意識性；上肢）の伝導路である

　副楔状束核小脳路とは，刺激による興奮が受容器→感覚神経→脊髄後根神経節→脊髄後根→脊髄後索→延髄副楔状束核（ニューロン変更）→副楔状束核小脳路→下小脳脚→小脳へと伝わる経路である．なお，副楔状束核小脳路は交差しないため同側の小脳へ連絡する．

目的と意義

セラピストが行う感覚検査は，神経学的な診断が主な目的ではなく，その障害が被検者の動作や日常生活活動にどのような影響をもつのか考えることが重要である．

1. 感覚と運動の相互関係の把握

感覚情報の障害レベルが随意運動や動作能力低下に及ぼす影響の理解が可能となり，さらにはトレーニング阻害因子や感覚再教育プログラム立案の資料ともなる．

2. 日常生活におけるリスクの把握

表在感覚（特に痛覚や温度覚）に障害がある場合は，ケガや火傷，褥瘡など被検者の日常面での安全管理や二次合併症といったリスクの把握が可能となる．

3. 神経系障害の診断補助としての感覚検査の視点

脊髄損傷や末梢神経損傷などにおける損傷レベルの診断により，障害の程度や回復度を評価することで，リハビリテーション計画と予後予測の参考資料となる．

検査方法

1. 一般的な流れ

①オリエンテーション：検査内容と目的の説明，検査器具の提示などを行う．
②健常部位を用いたデモンストレーション：刺激の理解，返答の仕方の説明などを行う．
③異常部位での検査：検査時は被検者に閉眼してもらう．
④結果判定：刺激の強さは健常部位および異常部位ともに同一となるように配慮し，左右対称部位の比較を行う．左右とも障害がある場合は，額など健常部位を基準として異常部位の障害程度を確認する（図5）．

2. 使用機器 (図6)

a. 表在感覚

①触覚：毛筆，Semmes-Weinstein monofilament を使用する．
②痛覚：針，ピン車を使用する．
③温度覚：試験管を使用する．

b. 深部感覚

音叉を使用する．

第2章　感覚検査

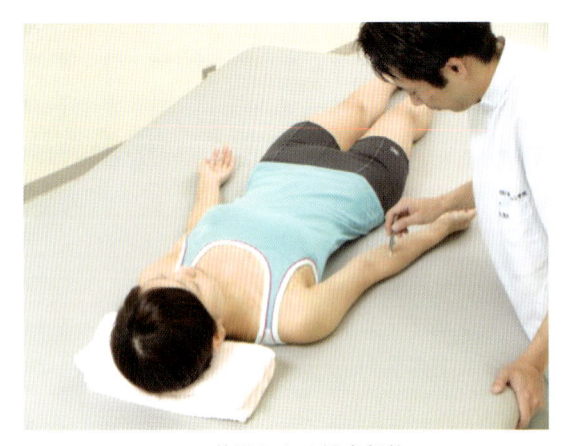

a．基準とする健常部位

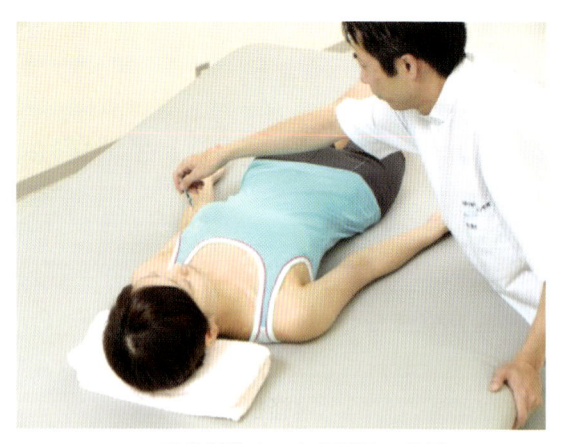

b．異常部位をaと相対的に比較

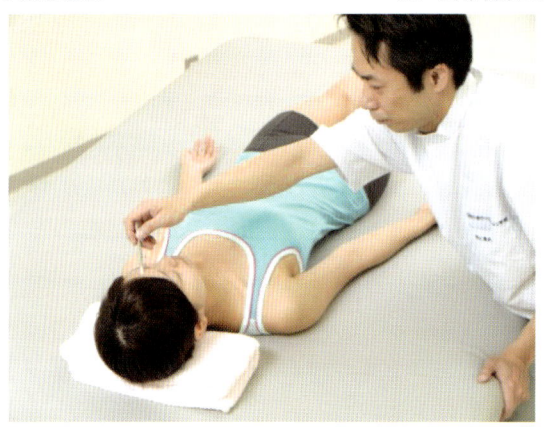

c．左右とも障害がある場合の基準の例

図5　障害の程度確認

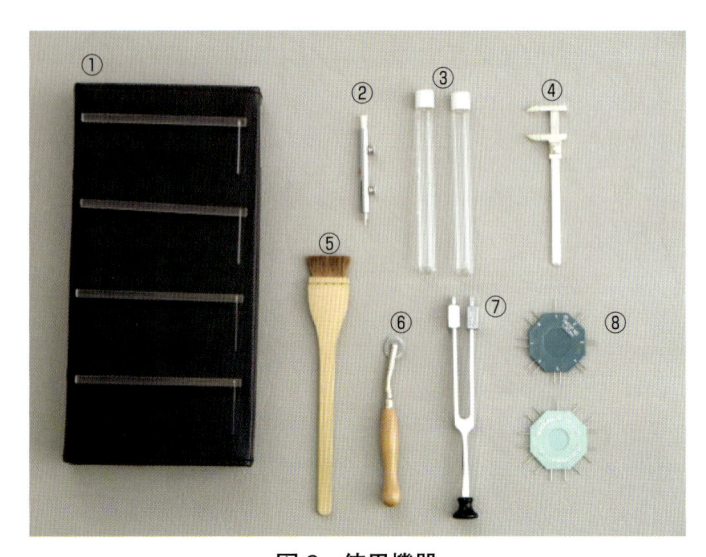

図6　使用機器
①Semmes-Weinstein monofilament，②毛筆および針，③試験管，
④ノギス，⑤毛筆，⑥ピン車，⑦音叉，⑧ディスククリミネーター

c. 複合感覚

ノギス，ディスククリミネーター，日用品（鉛筆，はさみ，鍵など）を使用する．

3. 記録と表現法

a. 障害部位

表在感覚の受容器は，単一の神経根に支配される皮膚の分節的領域に分布しているため，検査時には皮膚分節（デルマトーム；dermatome）と皮膚末梢神経支配を参考に実施する（**図7〜8**）．脊髄や神経根レベルでの障害では皮膚分節を用いるとよい．末梢神経の障害では末梢神経支配を用いるとよい．皮膚分節，皮膚末梢神経支配ともに，若干の重複部が存在していることも注意し，図中の境界線を意識しすぎないように注意する．なお，皮膚知覚レベルを高位別に検査する簡単な方法としては固有髄節を用いるとよい（**表5**）．

b. 障害程度

障害程度を図る方法として，主観的表現をそのまま記載する方法と数値化した採点法にて相対性と再現性を示す方法がある．前者は被検者の言葉（例えば，「少し鈍い」など）で表現し，後者は正常部位を10点とした場合に障害部位で感じる割合の程度を点数で表現する．そして，障害程度を「正常」「鈍麻（または低下）」「脱失（または消失）」「過敏」で判定する．

4. 臨床での重症度判定法

障害の程度として，軽度・中等度・重度の判定は主観的となる．よって，例えば「6/10程度の鈍麻」と記載するとよい．

a. 表在感覚

表在感覚は健常部位を10点満点とした場合，異常部位の点数を被検者の主観で判断させ判定する．健常部位として脳神経支配の顔面や口周囲を基準とすることもある．

b. 深部感覚（位置覚，運動覚について）

深部感覚は，刺激の強度や運動方向による違いを判定する．なお，単一関節につき10回行い，その正答回数に基づいて判定する方法もあるが，刺激の違いで判定が異なるので注意する．

c. 振動覚

左右とも障害がある場合や50歳以上では下肢の振動覚が一般に低下しているため，健常と思われる胸骨上に音叉を当て，これを10点満点とし，障害部位の点数を被検者の主観で判断させ判定するとよい．

d. 複合感覚

表在感覚や深部感覚に障害がないか軽度であることを確認し，これらの障害がないにもか

第2章 感覚検査

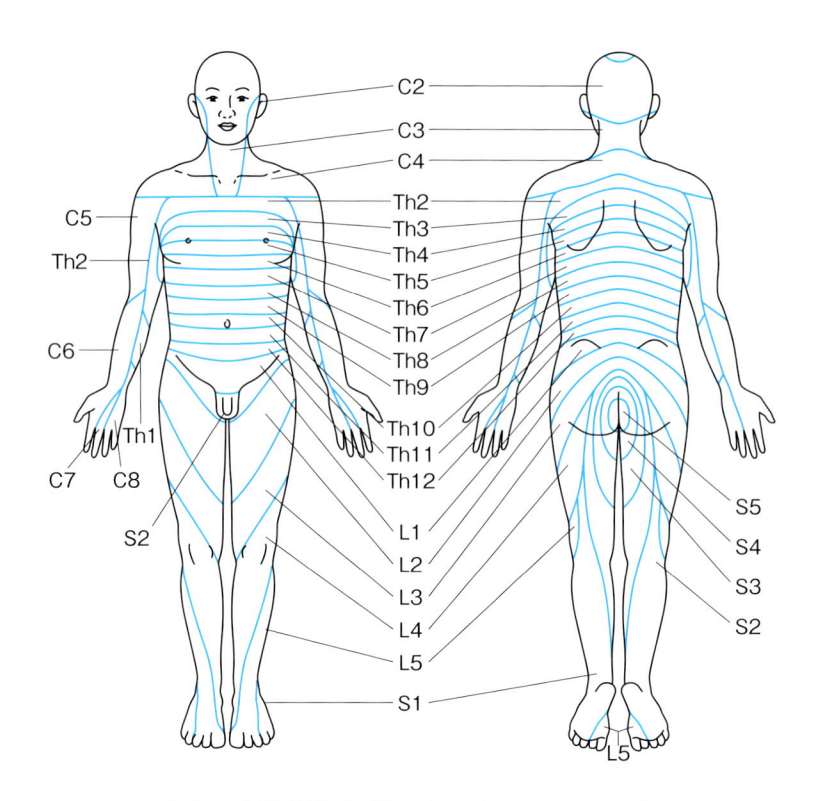

図7 皮膚分節（デルマトーム；dermatome）

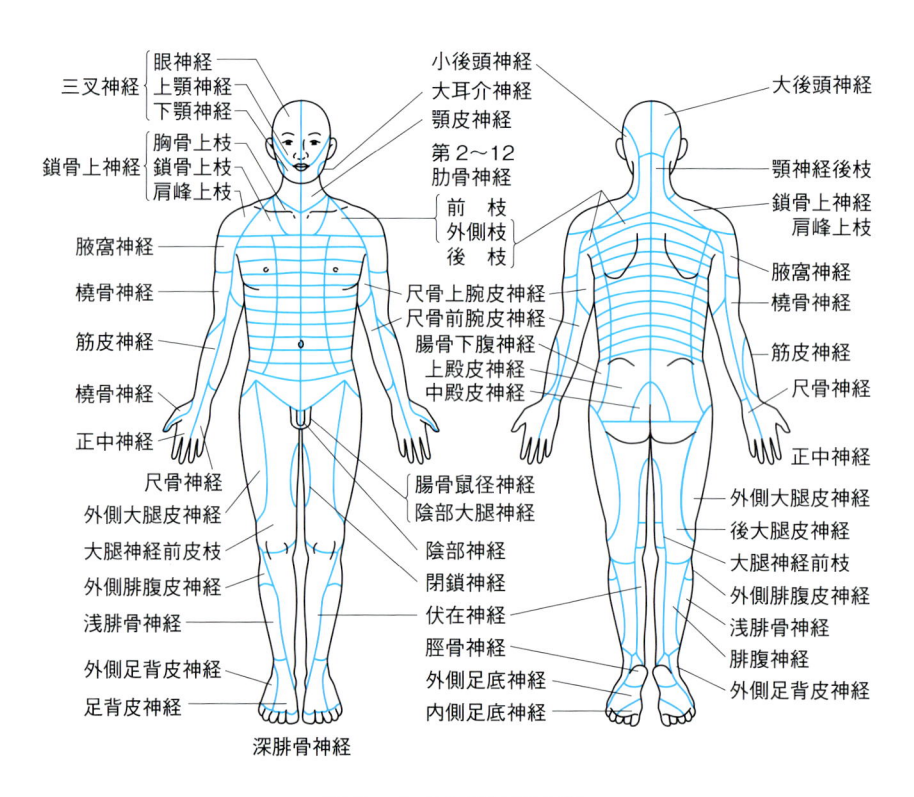

図8 皮膚末梢神経支配

表5　固有髄節

皮膚知覚レベル	部位	皮膚知覚レベル	部位
C4	肩，鎖骨上部	T10	臍
C5	三角筋下部	T12	鼠径部
C6	母指，示指	L1	大腿前上1/3
C7	中指	L2	大腿前中1/3
C8	環指，小指	L3	大腿前下1/3 膝
T1	前腕中尺側	L4	下腿足脛側
T2～6	前胸壁	L5	足背足底脛側
T4	乳頭	S1	足背足底腓側
T6	剣状突起	S2	殿部，膝裏，肛囲
T7～L1	前腹壁	S3～	サドルエリア（saddle area）

かわらず複合感覚が障害されているなら大脳皮質頭頂葉の障害を疑う．

5. 注意事項

①検査目的などを説明し，十分な協力を得る．感覚検査では被検者の協力が大切である．
②言語障害や聴覚障害などを事前に把握する．場合によっては口頭以外での表現でもよい．
③被検者は目や耳からの情報を頼りに返答することがあるので，必要に応じてアイマスクなどを用いてこれらを防止する．また，時折フェイントも入れて検査する．
④検者は被検者に対する暗示や誘導尋問的な質問をしない．
⑤被検者に疲労を与えないように配慮する．

6. 疾患別での感覚障害の特徴や注意点

a. 脊髄損傷，末梢神経障害など

損傷を受けた脊髄の髄節や末梢神経と感覚障害が出現している身体部位との関連性を把握するために，検査では皮膚分節や皮膚末梢神経支配を用いて障害レベルで捉える．

b. 脳血管障害，脳性麻痺，神経疾患など

感覚中枢と伝導路の障害が生じるため，検査では皮膚分節や皮膚末梢神経支配よりも，四肢ごとで全体的に捉える．失認との違いも確認する．

【文　献】
1) 小澤瀞司，他（総編集）：標準生理学 第7版．医学書院，2009，pp207-312
2) 大地陸男：生理学テキスト．文光堂，1993，pp17-33，pp73-105，pp111-122
3) 細田多穂（監），星　文彦，他（編）：理学療法評価学テキスト．南江堂，2010，pp111-127
4) 武田　功（著）：脊髄損傷の理学療法．医歯薬出版，1993，p21

感覚検査

I. 表在感覚

1 触　覚

I 検査肢位
背臥位または座位．

II 検査方法
1. 被検者を閉眼させる．
2. 毛筆などを用いて軽く触れる．
3. 四肢では各肢の長軸方向，体幹では肋骨と平行に刺激を加える．

III 順　序
1. 顔，頸部，上肢，体幹，下肢の順に行う．
2. 上肢と下腿では横方向に，体幹と大腿では頭尾方向の順に検査することで，障害髄節の境界が明瞭化しやすい．

IV 判定基準
被検者には触れたのを感じたら「はい」と返答してもらう．

V 注意点
1. 皮膚の変形が生じない程度の刺激とする．
2. 触覚と圧覚は別の感覚であるが，臨床的には区別して評価する場面はまれである．
3. 感染対策として使いすてタイプ（綿棒やティッシュペーパーなど）の使用が推奨される．

VI *Advance*

触覚の定量的検査
強度閾値の定量的検査としてSemmes-Weinstein monofilament testがある．2.5 cmの高さから1.5秒で垂直にたわむまで力を加え，1.5秒かけて元に戻す．3回中1回の応答があれば感知とする．判定基準は，正常（2.36～2.83番：緑），触覚低下（3.22～3.61番：青），防御知覚低下（3.83～4.31番：紫），防御知覚脱失（4.56～6.65番：赤），測定不能（6.65番：赤斜線）となる．

第2章 感覚検査

背臥位

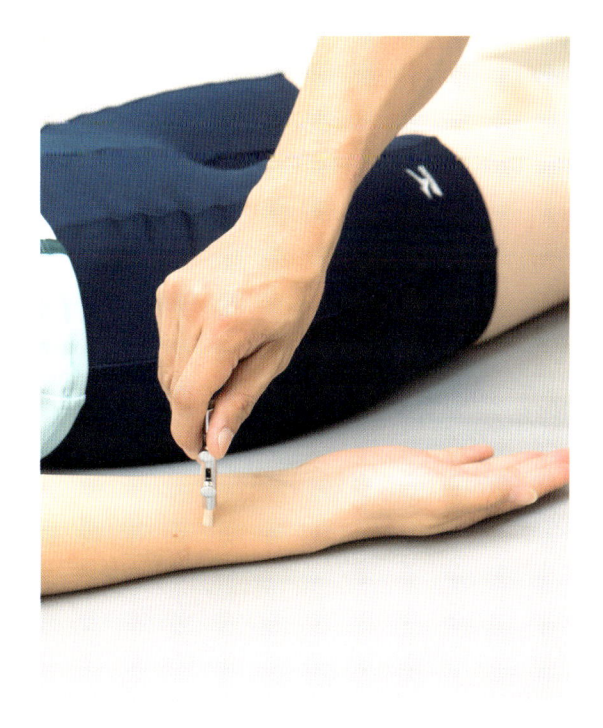

検査場面

Advance（触覚の定量的検査）

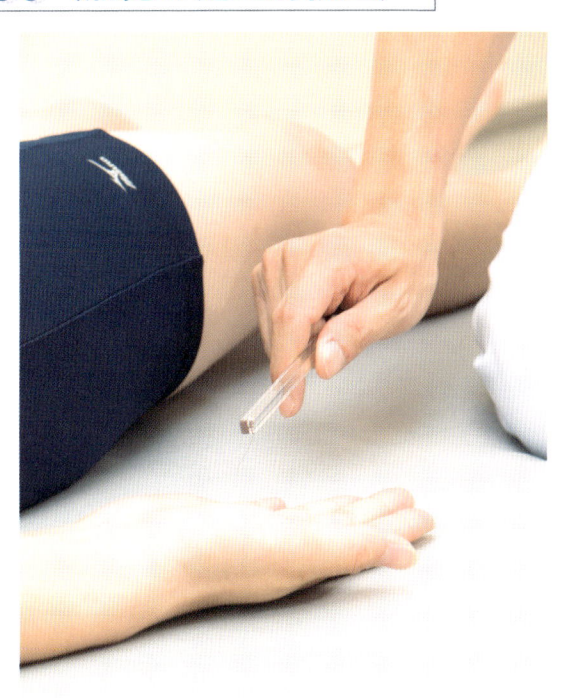

検査場面

2 痛 覚

I. 表在感覚

I 検査肢位
背臥位または座位．

II 検査方法
1. 被検者を閉眼させる．
2. ピンなどを用いて軽く刺激する．なお，はじめは四肢でおおまかに行う．
3. 鈍麻では障害部位から正常部位，過敏では正常部位から障害部位に刺激する．

III 順　序
1. 検査は，おおまかに体幹と四肢，上肢と下肢，顔と上肢の左右差を調べる．
2. 上肢と下腿では横方向に，体幹と大腿では頭尾方向の順に検査することで，障害髄節の境界が明瞭化しやすい．

IV 判定基準
被検者には痛みを感じたら「はい」と返答してもらう．

V 注意点
1. 痛覚刺激は，与えられた刺激が痛みを伴うものでなければならない（弱すぎると触圧覚となる可能性がある）．
2. 数秒，返答が遅い場合を遅延痛覚という．
3. 感染対策として使いすてタイプ（つまようじなど）の使用が推奨される．

VI *Advance*

痛覚の定量的検査
強度閾値の定量的検査として，円錐型圧子を使ったペンタイプの痛覚計を用いた検査がある．この検査は，先端に連続的な圧力をかけ，痛みを感じた閾値をグラム単位で測定する方法である．

第2章 感覚検査

背臥位

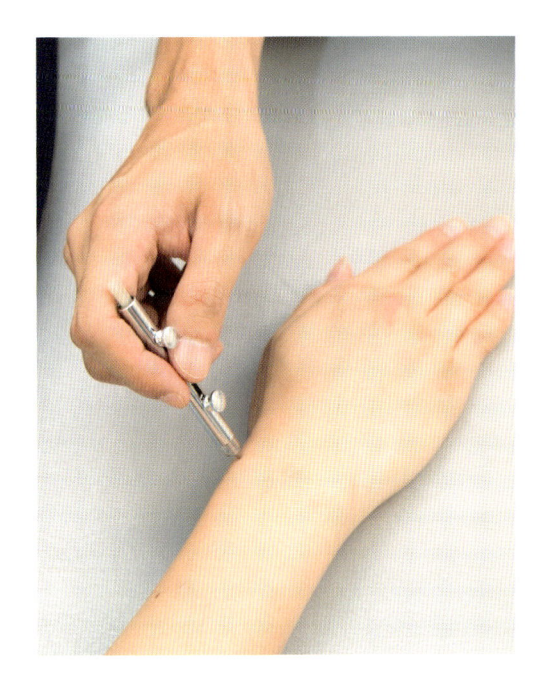

検査場面

I. 表在感覚

3 温度覚

I 検査肢位
背臥位または座位.

II 検査方法
1. 被検者を閉眼させる.
2. 検者は温水（40℃程度）と冷水（10℃程度）を入れた試験管を用いて刺激する.

III 順　序
1. 検査は，それぞれ3秒程度，温水と冷水でランダムに刺激する.
2. 上肢と下腿では横方向に，体幹と大腿では頭尾方向の順に検査することで，障害髄節の境界が明瞭化しやすい.

IV 判定基準
被検者には，温かいか，冷たいかを「温かい」「冷たい」と返答してもらう.

V 注意点
1. 接触面積を常に一定として，ある程度の広さをもって刺激を行う必要がある．その際，火傷には注意する.
2. 試験管の表面が濡れていないかを確認する.
3. 冷覚は金属を用いることもある.
4. 温覚は入浴時の暖まりにくい部位を確認することで，ある程度の障害範囲を検出することが可能である.

背臥位

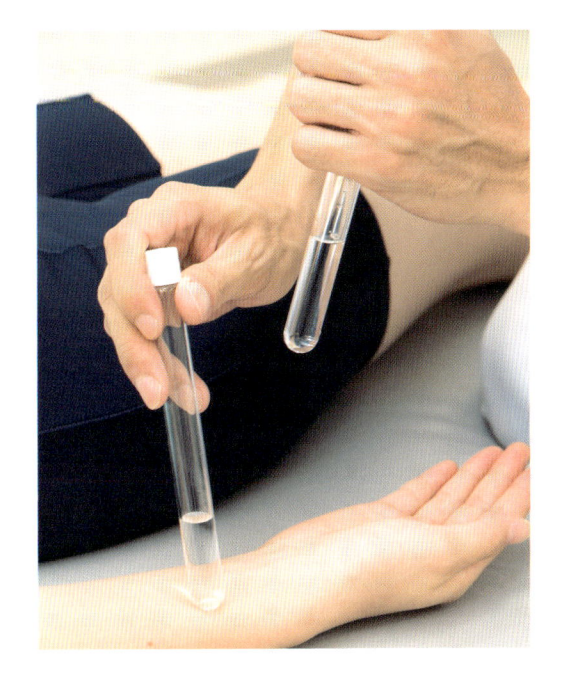

検査場面

感覚検査

Ⅱ. 深部感覚

1 関節覚①―運動覚

Ⅰ 検査肢位
背臥位または座位．

Ⅱ 検査法
1. 被検者を閉眼させる．
2. 検者は運動方向と異なる面から検査部位を支持して他動的に関節を動かす．その際，検査部位への刺激にならないよう注意しながら対象関節よりも近位部を固定する．
3. 刺激の強さは「角度の大きさ」「速度」「加速度」によって変化させる．
4. 1回ではなく数回行うが，被検者にはその位置ではなく，運動した方向を答えさせる．

Ⅲ 順序
1. 検査は遠位関節から単関節ごとに行う．

Ⅳ 判定基準
被検者には運動方向を「上」「下」「右」「左」「前」「後」などと返答してもらう．

Ⅴ 注意点
1. 刺激の強さは，健常部位，障害部位ともに同一となるように配慮する．
2. デモンストレーションでは大きく，検査ではゆっくり小さな動きから開始する．
3. 検査中，検者は被検者の肢を保持する手の位置を変えないようにする．
4. 近位関節を検査する際にはさまざまな制約が伴い，正確な評価は困難である．
5. 検査法としては，位置覚よりも運動覚がよく用いられる．

第 2 章 感覚検査

背臥位

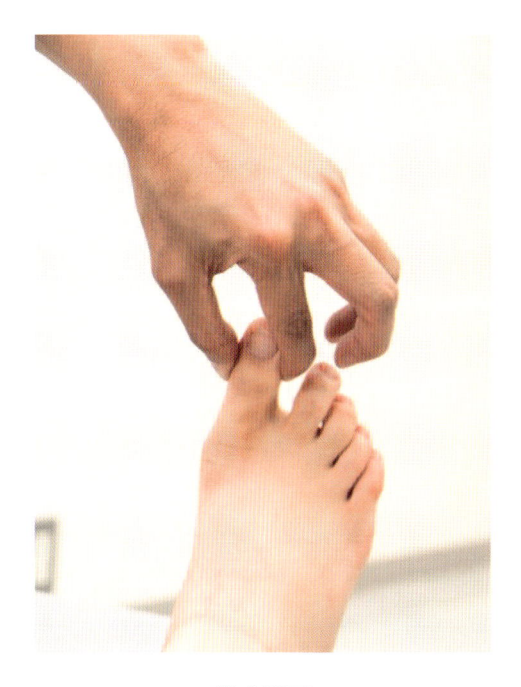

検査場面

感覚検査 ── II. 深部感覚

2 関節覚②──位置覚

I 検査肢位
背臥位または座位．

II 検査方法
1. 被検者を閉眼させる．
2. 障害部位の関節（もしくは肢）を他動的に動かし，任意の位置で保持しておき，健常部位の同一関節（もしくは肢）にてその位置を模倣させる．

III 順序
1. 検査はランダムに多関節運動を行う．

IV 判定基準
検者は健常部位で模倣できるか否かを判定する．

V 注意点
1. 検査は数回行うが，毎回基本肢位に戻すことで被検者への負担を軽減する．
2. 検査中，検者は被検者の肢を保持する手の位置を変えないようにする．
3. 近位関節を検査する際にはさまざまな制約が伴い，正確な評価は困難である．
4. 検査法としては，位置覚よりも運動覚がよく用いられる．

VI Advance

模倣法と口頭法と再現法
模倣させる反対側に疼痛や麻痺などがあり，そのため模倣が困難な場合は，障害部位の関節（もしくは肢）を検者が他動的に動かし，任意の位置で保持しておき，基準とした位置との相対的な位置関係を被検者に口頭で説明してもらう方法や，異常部位の関節（もしくは肢）を検者が他動的に動かし，任意の位置で保持しておき，その後，開始肢位に戻してから再度検者に同じ位置まで動かしてもらう方法がある．

関節定位覚（母指探し試験）
上肢の固有感覚のスクリーニング，または上肢到達機能の障害を把握できる検査として関節定位覚（母指探し試験）がある．検査方法は被験者を閉眼させて，検査する上肢（検査肢）を検者が保持し，被検者に反対側の手指（運動肢）で検査肢の母指をつまんでもらう．その際，すばやく母指をつまむことができるかを確認する．

深部痛覚
その他，アキレス腱，腓腹筋，睾丸などを強く圧迫すると感じる痛みを深部痛覚という．痛みの減弱はニューロパチーなどでみられ，アキレス腱での痛みの欠如をアバディー（Abadie）徴候という．過敏の場合は神経炎のことが多い

第2章 感覚検査

背臥位

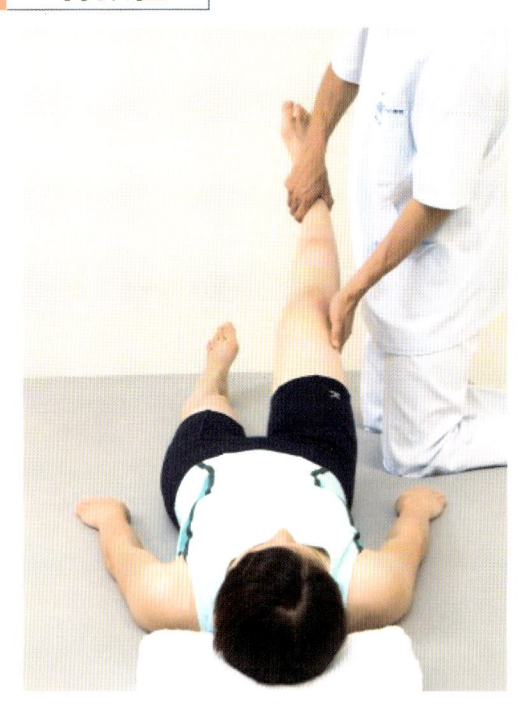

検査肢位 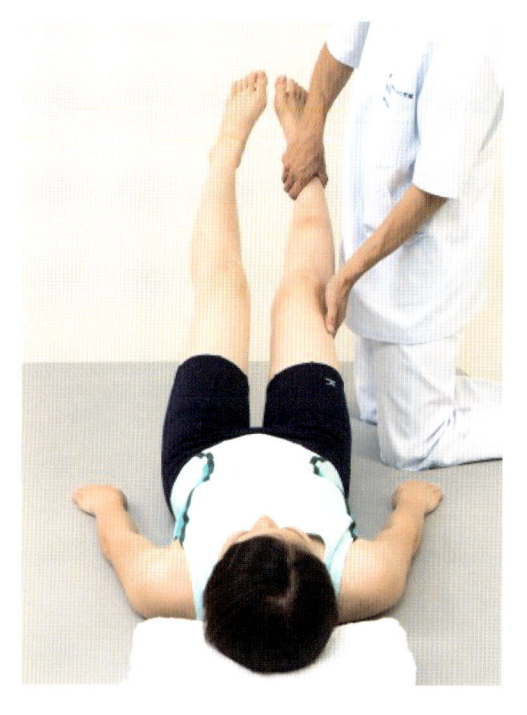　　　　　　　　　　検査場面

Advance 関節定位覚（母指探し試験）

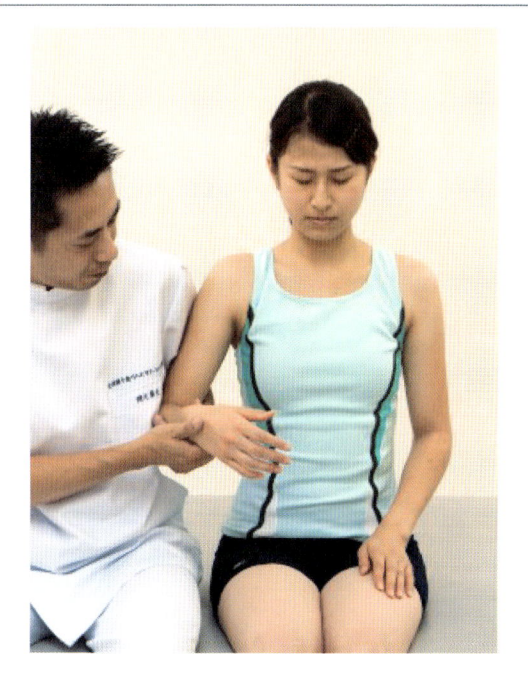

検査肢位 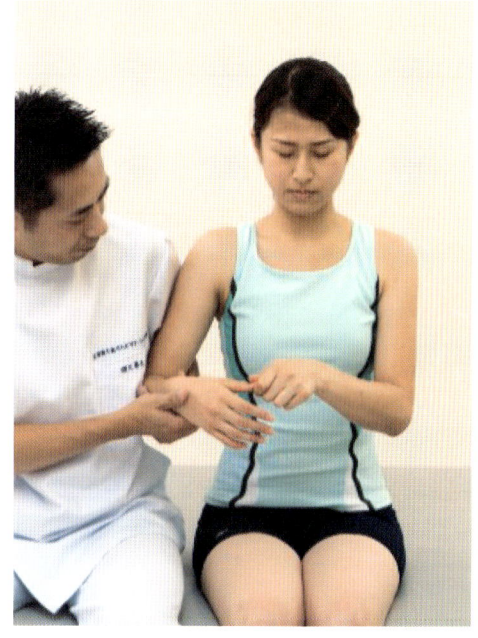　　　　　　　　　　検査場面

3 振動覚

II. 深部感覚

I 検査肢位
背臥位または座位．

II 検査方法
1. 被検者を閉眼させる．
2. 検者は音叉を骨突起部に当てる．

III 順序
1. 検査は胸骨から行い，四肢遠位から近位部の骨突起（手指，橈骨茎状突起，尺骨茎状突起，鎖骨，足趾，内果，外果，脛骨中央，膝蓋骨，上前腸骨棘，脊椎棘突起）に当てていく．

IV 判定基準
被検者には振動を感じたら「はい」，止まったら「止まった」と返答してもらう．

V 注意点
1. 四肢末端，つまり指の遠位部から障害されることが多い．
2. 各検査は音叉の振動が一定になるように注意する．
3. 振動時に「止まった」という場合は，すぐに反対側に当てて感じるかを確認すると振動覚の低下が判定できる．
4. 50歳以上では，下肢の振動覚が一般に低下している．

第 2 章 感覚検査

背臥位

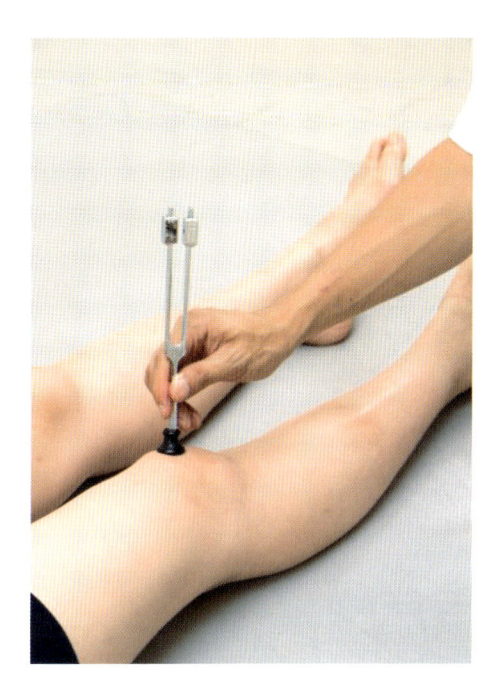

検査場面

感覚検査 — III. 複合感覚

1　2点識別覚

I　検査肢位
背臥位または座位．

II　検査方法
1. 被検者を閉眼させる．
2. 検者は身体の長軸方向と平行に検査部位をノギスで2点同時に当てたり，1点で当てたりする．
3. 徐々に2点間の距離を小さくしていき，2点を判別できた最小距離を判定する．

III　順序
1. 検査は指先などわかりやすい部位から開始する．
2. 3回行い2回正答できればよい．
3. 各部位により識別できる最短距離が異なる（口唇で2～3 mm，指先で3～6 mm，手掌および足底で15～20 mm，手背および足背で30 mm，脛骨面で40 mm，背面で40～50 mm）．

IV　判定基準
被検者には2点で触れたのを感じたら「2」，1点で触れたのを感じたら「1」と返答してもらう．

V　注意点
1. 2点を当てる際には同時に触れるように注意する．

VI　Advance

皮膚書字覚
皮膚上（手掌，前腕，下腿前面，足背，顔面）に棒で数字や○△×を書き，これを当てさせる検査である．触覚に障害がなく，一側の皮膚書字認知に異常があれば対側の頭頂葉の障害が疑われる．

立体認知
視覚的には認知できている日用品（鉛筆，ハサミ，マッチ箱など）を閉眼した被検者に握らせて，それが何かを答えさせる検査である．異常がみられる場合は頭頂葉の障害が疑われる．

足底の感覚
足底に棒を縦や横に当てて，その方向を答えさせる検査である．

第2章 感覚検査

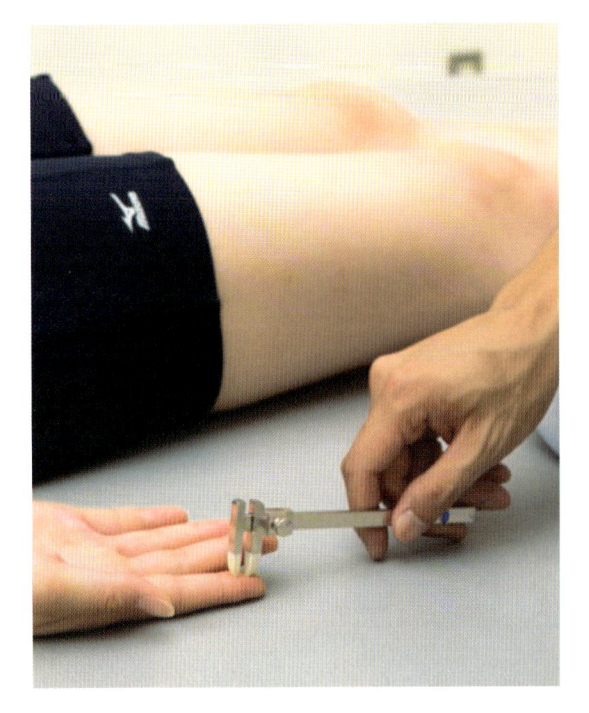

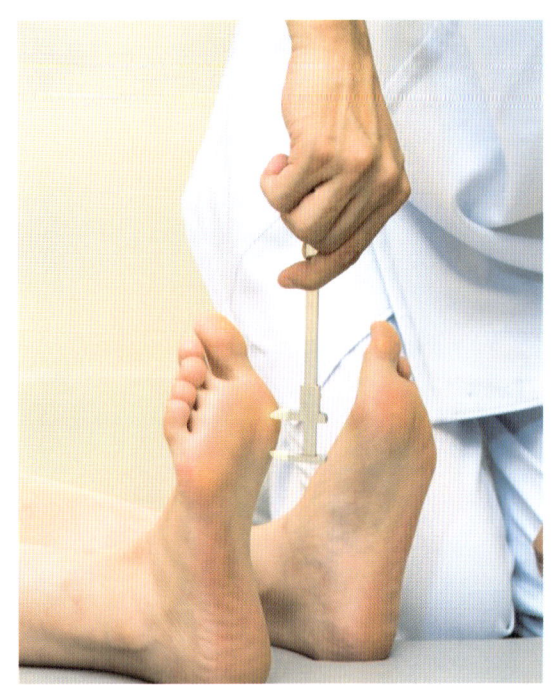

背臥位

検査場面

検査場面

第3章 反射検査

I. 深部反射
II. 表在反射
III. 病的反射

反射検査

反射検査とは

定　義

　深部反射や病的反射は，19世紀後半に器質性疾患と非器質性疾患の鑑別のために臨床的研究が進歩した．

　逃避反射のような活動では，受容器から入力された求心性インパルスが求心性ニューロン，介在ニューロンを介して脊髄前根から遠心性ニューロンへインパルスを伝え，腺や筋の効果器へ刺激を伝達するので多シナプス反射とも呼ばれる．一方，いわゆる腱反射においては介在ニューロンを欠くため，単シナプス反射と呼ばれている．

　この過程を反射弓といい，障害が生じた場合には反射の減弱・消失・亢進などの異常が出現する．しかし，神経学的に器質的病変のない場合でも反射が消失したり亢進したりする場合もあり，異常の所見の判定ないし判断は対象者の全体から理解する必要がある．

検査時の目的・注意

1．目　的
①左右の比較．
②障害の局在などの推測および因子の把握（考察）．
③反射異常が運動に与える影響の考察．

2．注　意
①対象者は楽な姿勢をとらせ，全身の力を抜いてリラックスさせる．
②検査部位の皮膚の状態を確認する（露出する場合，部位によってはプライバシーを確保する）．
③検査に必要な関節可動域の有無を確認する．
④腱をたたく場合などは，腱の上に母指を当ててたたくなど配慮し，不快となる疼痛刺激は与えない．
⑤刺激と反射のタイミング，速度，強さなども観察する．
⑥深部反射検査では，できるだけ筋の触診を併用する．
⑦表在反射では，刺激入力の方向を守る．
⑧病的反射では，動作や日常生活への波及を確認する．

3．増強法
反射が減弱ないし消失している場合には，以下の3法を参考にして増強法を行う．
①対象者と会話しながら検査するなど，対象者の注意を検査からそらす．
②イェンドラシック手技などを用いて，検査部から離れた部位を能動的に（等尺性）収縮させながら検査する（DVD参照）．

③筋自体の収縮をみるか，筋の収縮を触診しながら確認する．

[*Advance*]

ハンマーについて

　ハンマーは，先が十分に重い物を使用し，痛みで不快を与えないように適度な強さの衝撃を急速に与える．図2a，bのように母指と示指の間で持ち，手首のスナップで半円を描くようにたたく．図2cのように腕全体では速度が加わらず，反射が出現しにくい．

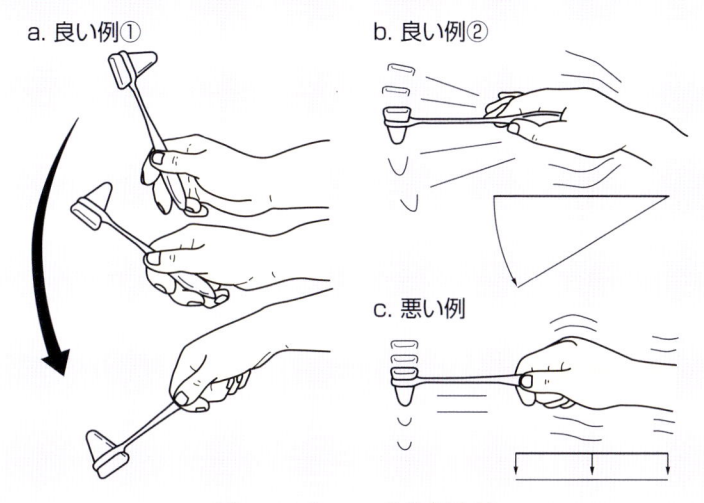

図2　ハンマーの使用方法

判定法について

　判定法は6段階に分けるとの成書もあるが，臨床上はやや亢進と亢進を合わせて亢進として5段階の場合もある．いずれの場合も，反射所見の記録は図に記入しておくとわかりやすい（図3）．

6段階	5段階
①消失（－）	①消失（－）
②低下（±）	②低下（±）
③正常（＋）	③正常（＋）
④やや亢進（＋＋）	④亢進（＋＋）
⑤亢進（＋＋＋）	⑤著明な亢進（＋＋＋）
⑥著明な亢進（＋＋＋＋）	

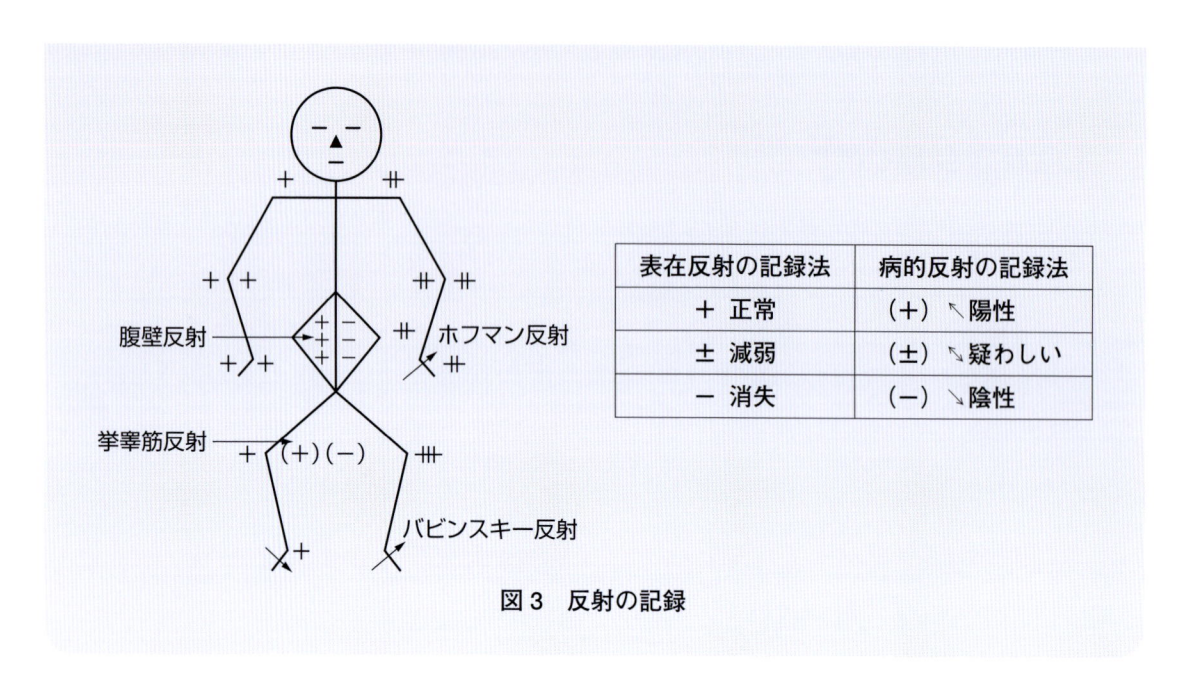

反射検査

図3 反射の記録

表在反射の記録法	病的反射の記録法
＋ 正常	（＋）陽性
± 減弱	（±）疑わしい
− 消失	（−）陰性

【文　献】
1）松澤　正：理学療法評価学　第2版．金原出版，2004，pp20-27，pp118-130
2）奈良　勲，内山　靖（編）：理学療法検査測定ガイド．文光堂，2006，pp117-130，pp280-295
3）田崎義昭，斎藤佳雄：ベッドサイドの神経の診かた　第13版．南山堂，1987，pp63-89

I．深部反射

1 下顎反射（咬筋反射）

I 意　義
陽性の場合は，橋の三叉神経核より上位に病変があることを疑う反射である．

II 検査肢位
座位．

III 検査方法
1. 被検者の口を軽く開口させ，被検者の下顎に検者の示指を当てる．
2. 下顎に当てた検者の示指をハンマーでたたく．

IV 判定基準
両側に咬筋の収縮が起こり下顎が上昇した場合，陽性と判定する．

V 注意点
ハンマーでたたく際，痛みをあたえないように注意する．

第3章 反射検査

座位（陰性）

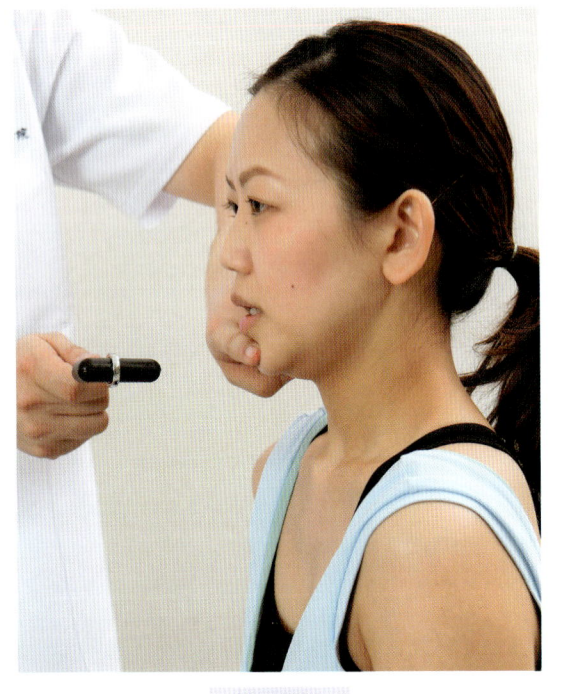

検査肢位 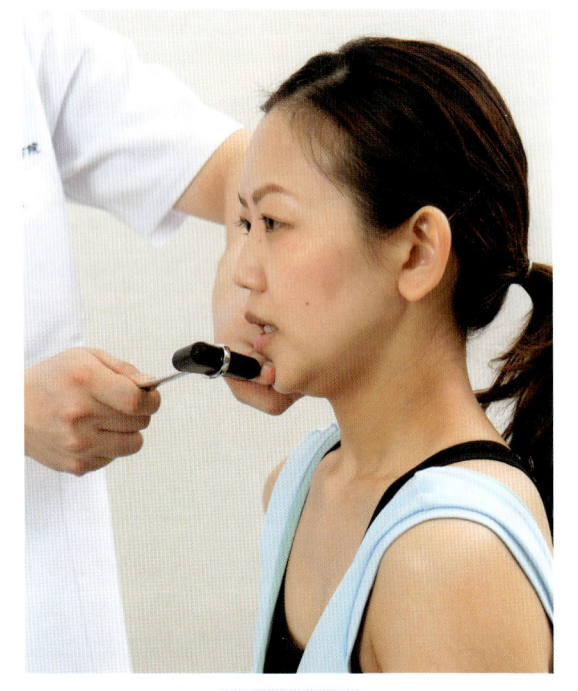　　　　　　　　　　　検査場面

座位（陽性）

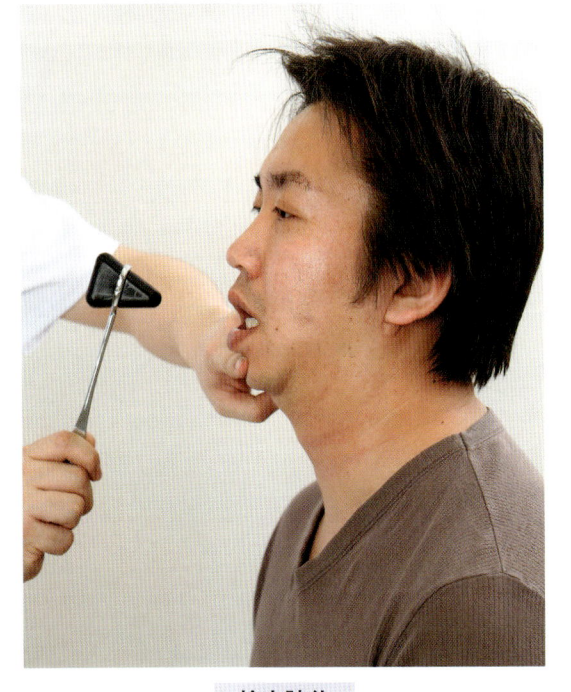

検査肢位 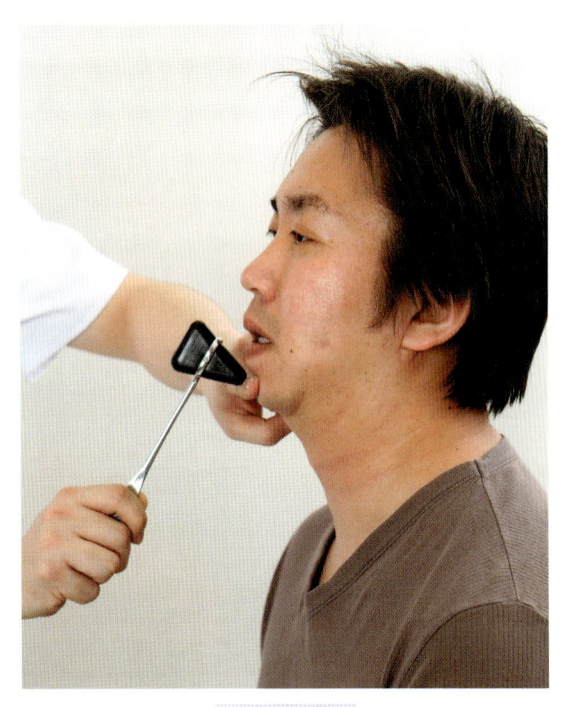　　　　　　　　　　　検査場面

2 頭後屈反射

I 意義
陽性の場合は，延髄より上位で両側錐体路の障害があること（筋萎縮性側索硬化症など）を疑う．

II 検査肢位
座位．

III 検査方法
1 被検者の頭部を軽度屈曲させ，首の力を抜くように指示をする．
2 検者の示指を被検者の上唇中央やや上に当てる．
3 上唇中央やや上に当てた検者の示指をハンマーでたたく．

IV 判定基準
頭部の後屈が起こった場合，陽性と判定する．

V 注意点
ハンマーでたたく際，痛みをあたえないように注意する．

第3章 反射検査

座位（陰性）

ポイント 示指をハンマーでたたく際は，斜め下方にたたくとよい

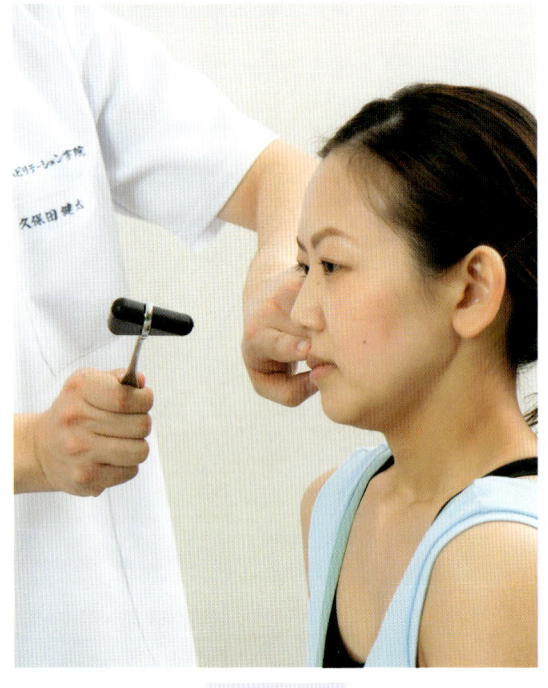

検査肢位 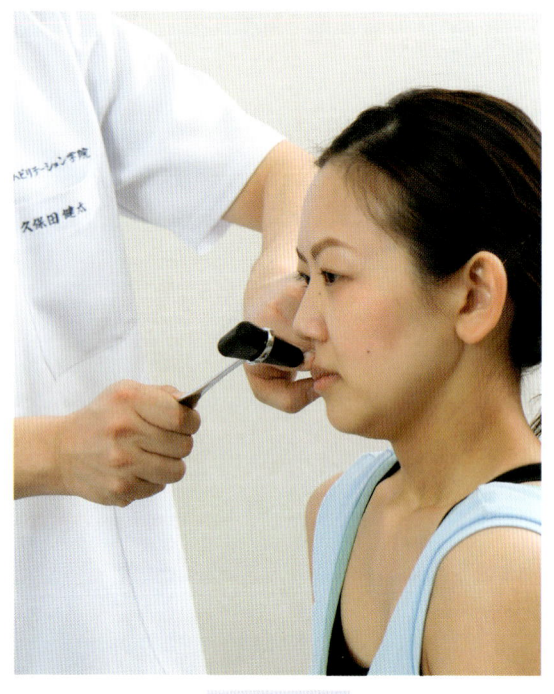　　　　　　　　　検査場面

座位（陽性）

ポイント 示指をハンマーでたたく際は，斜め下方にたたくとよい

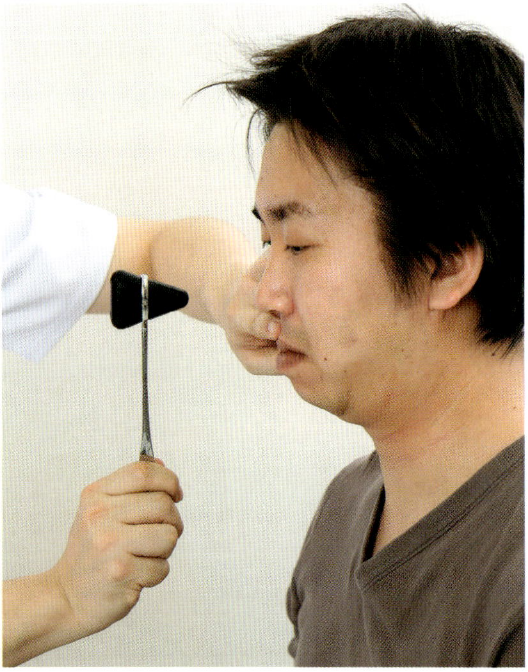

検査肢位 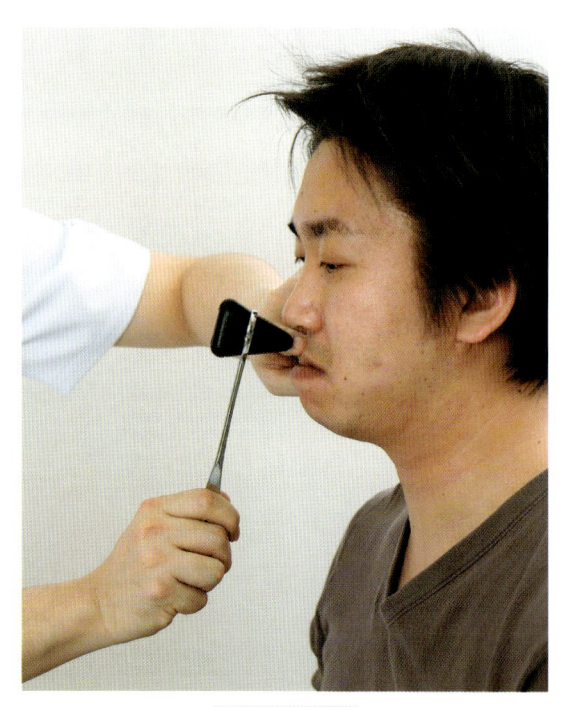　　　　　　　　　検査場面

反射検査　　I．深部反射

3 肩甲上腕反射

I 意 義

上位頸椎（C5）レベルの髄節より頭側である副神経支配筋の活動，もしくは錐体路障害を検査する．

II 検査肢位

座位にて両側上肢を下垂させる．

III 検査方法

1. 被検者に上肢帯および上肢の力を抜くように指示をする．
2. 検者の示指および中指を，被検者の肩峰または肩甲棘部に当てる．
3. 肩峰または肩甲棘部に当てた検者の示指および中指を，尾側方向にハンマーでたたく．

IV 判定基準

消　　失（−）	反射が得られない
低　　下（±）	関節運動を伴わないわずかな筋収縮，もしくは増強法（イェンドラシック法）が必要な場合もある
正　　常（＋）	僧帽筋と肩甲挙筋の収縮がはっきりと認められる
亢　　進（＋＋）	肩甲骨の挙上が認められる
著明な亢進（＋＋＋）	著明な肩甲骨の挙上が認められる

V 注意点

1. 僧帽筋上部線維や肩甲挙筋を触診し，萎縮の有無を確認する．
2. 反射の左右差を必ず確認する．
3. ハンマーでたたく際，痛みをあたえないように注意する．

第3章 反射検査

座位

ポイント ハンマーでたたく際，できるだけ素早く行う

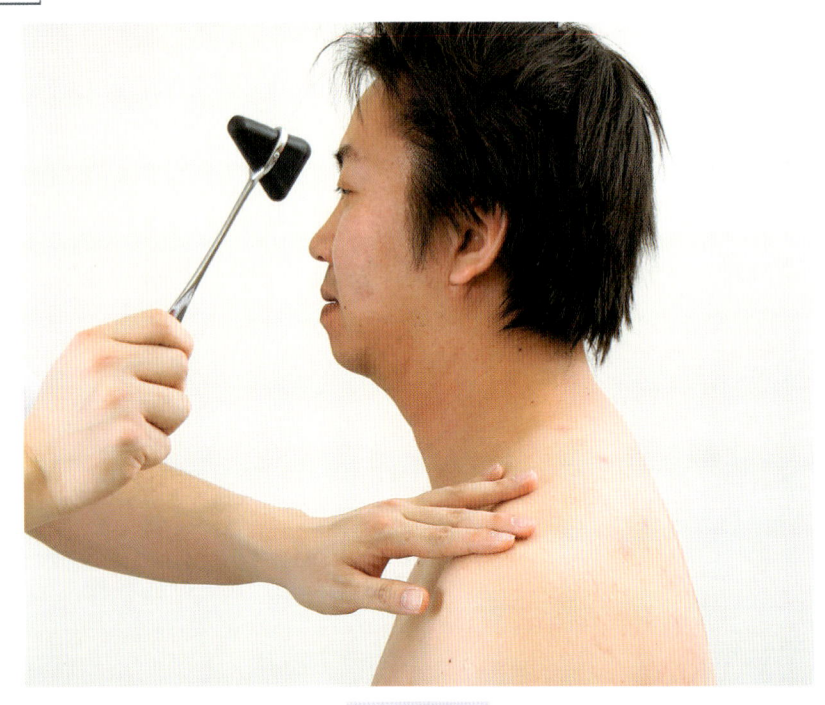

検査肢位

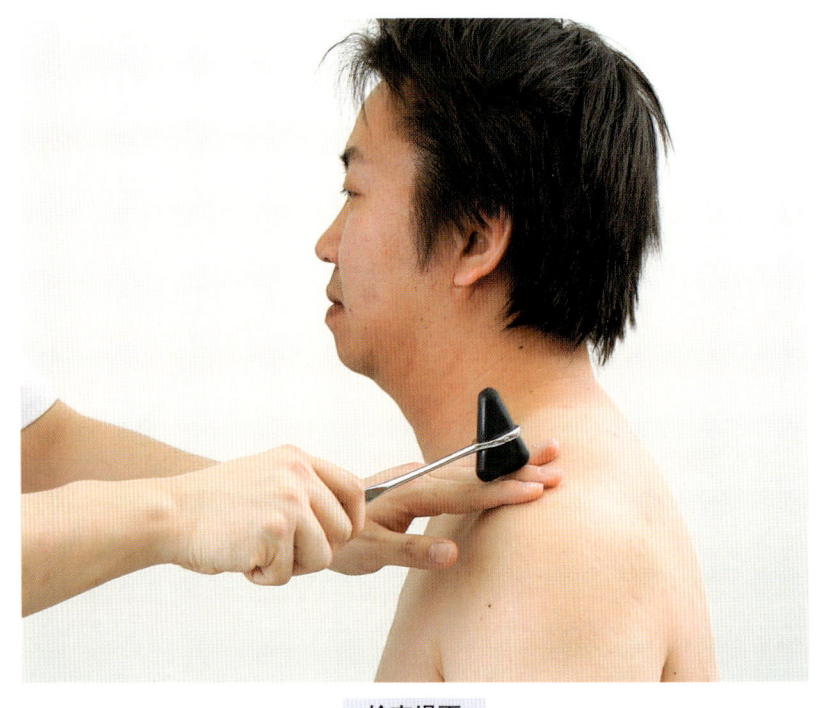

検査場面

I. 深部反射

4 上腕二頭筋反射

I 意義

C5～6 レベルの反射弓，もしくはその髄節より上位の錐体路障害を検査する．

II 検査肢位

背臥位または座位．

III 検査方法

1. 被検者を軽度上肢外転，肘関節屈曲位とし，前腕を軽く回外させ，上肢の力を抜くように指示をする．
2. 検者の母指を被検者の上腕二頭筋腱に当てる．
3. 上腕二頭筋腱に当てた検者の母指をハンマーでたたく．

IV 判定基準

消　　失（－）	反射が得られない
低　　下（±）	関節運動を伴わないわずかな筋収縮，もしくは増強法（イェンドラシック法）が必要な場合もある
正　　常（＋）	若干の肘関節屈曲が認められる軽度の筋収縮
亢　　進（＋＋）	肘関節屈曲が認められる
著明な亢進（＋＋＋）	著明な肘関節屈曲が認められる．クローヌスを伴うこともある

V 注意点

1. 上腕二頭筋を触診し，萎縮の有無を確認する．
2. 反射の左右差を必ず確認する．
3. ハンマーでたたく際，痛みをあたえないように注意する．

VI *Advance*

逆転上腕二頭筋反射とは

肘関節屈曲が起こらず逆に伸展が起こる場合は，C5～6 の限局性障害により上腕二頭筋反射が消失しているからである．これを逆転上腕二頭筋反射という．

第3章 反射検査

背臥位

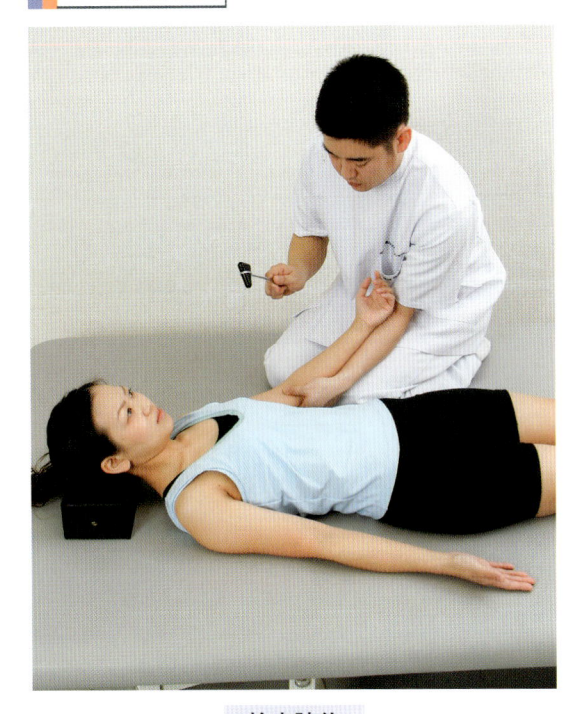

検査肢位

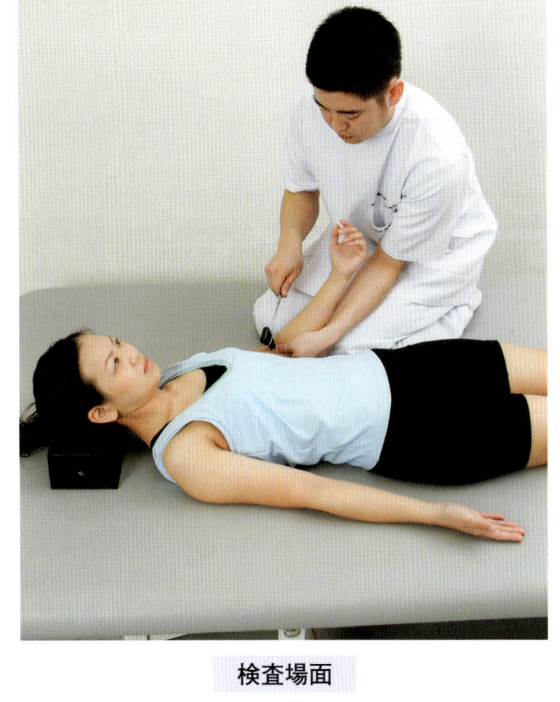

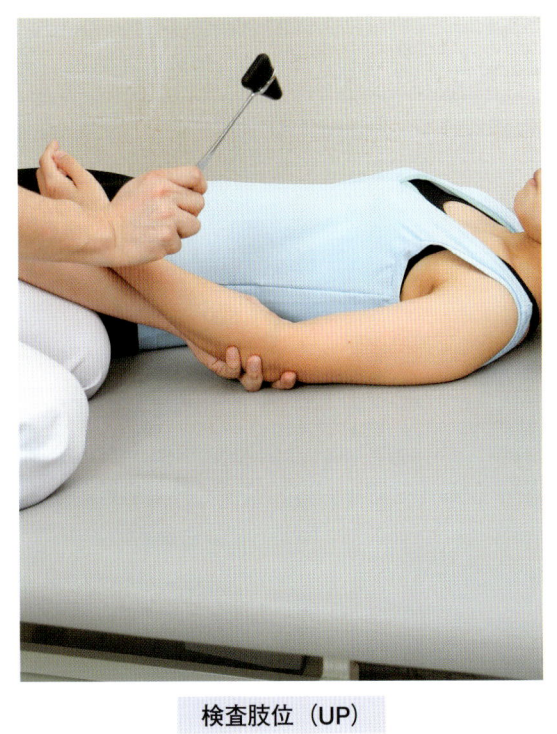

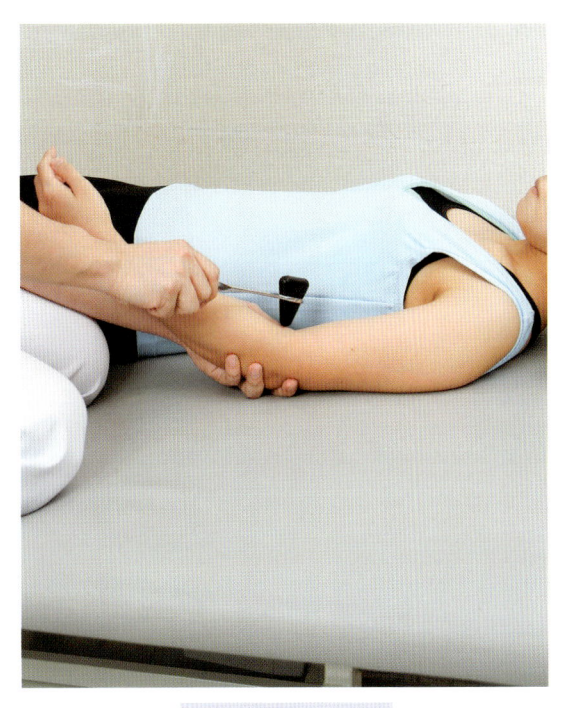

検査場面

検査肢位（UP）

検査場面（UP）

第3章 反射検査

背臥位（増強法）

ポイント 歯をくいしばったり，非検査側上肢の等尺性筋収縮を行わせるとよい

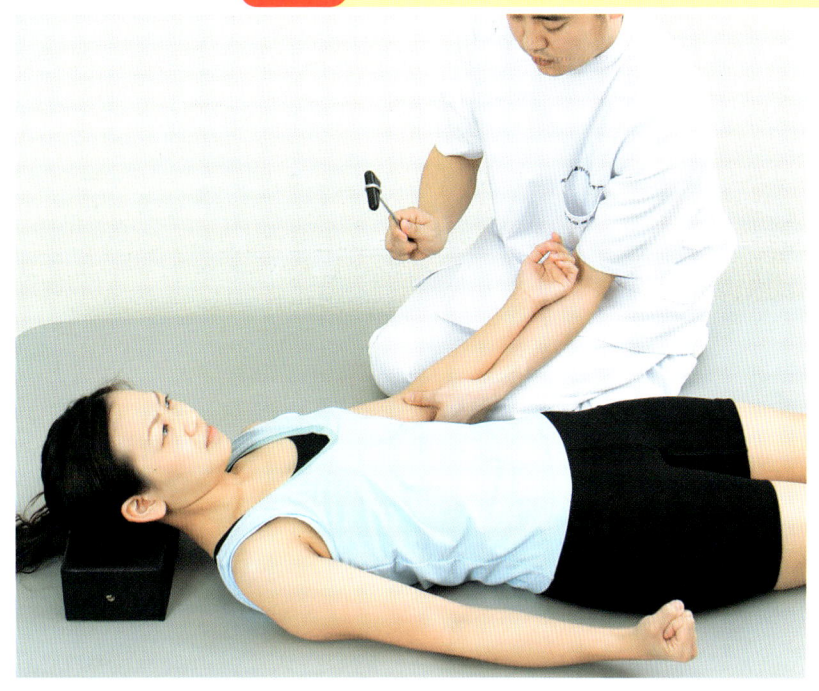

検査肢位

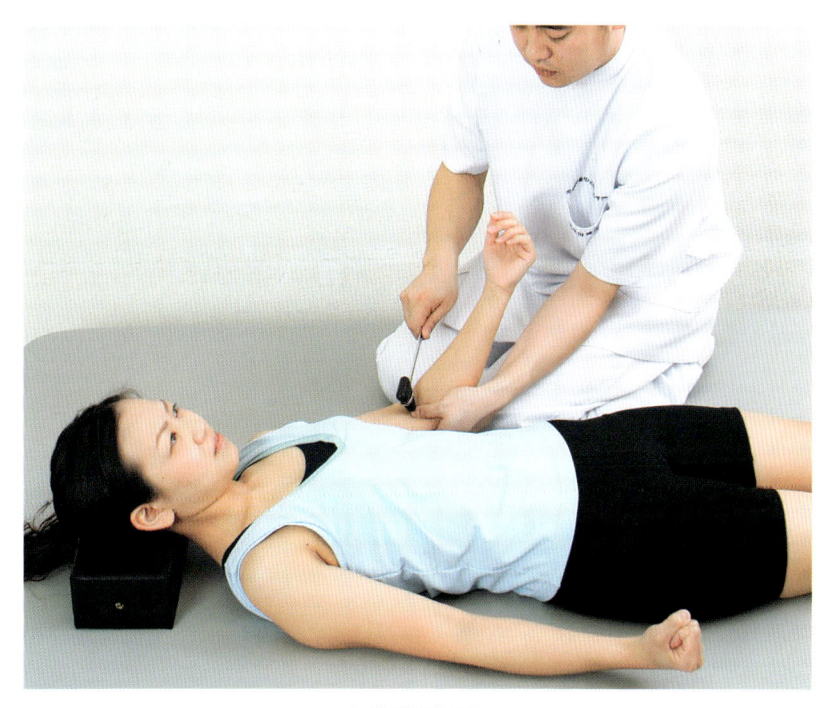

検査場面

反射検査

I. 深部反射

5 上腕三頭筋反射

I 意　義

C6〜8レベルの反射弓，もしくはその髄節より上位の錐体路障害を検査する．

II 検査肢位

背臥位または座位．

III 検査方法

1. 検者は被検者の前腕を軽くつかみ，肘関節軽度屈曲位をとらせ，上肢の力を抜くように指示をする．
2. 検者の示指を被検者の肘頭すぐ上の上腕三頭筋腱に当てる．
3. 上腕三頭筋腱に当てた検者の示指をハンマーでたたく．

IV 判定基準

消　　失（−）	反射が得られない
低　　下（±）	関節運動を伴わないわずかな筋収縮，もしくは増強法（イェンドラシック法）が必要な場合もある
正　　常（＋）	若干の肘関節伸展が認められる軽度の筋収縮
亢　　進（＋＋）	肘関節伸展が認められる
著明な亢進（＋＋＋）	著明な肘関節伸展が認められる．クローヌスを伴うこともある

V 注意点

1. 上腕三頭筋を触診し，萎縮の有無を確認する．
2. 反射の左右差を必ず確認する．
3. ハンマーでたたく際，痛みをあたえないように注意する．

IV Advance

逆転上腕三頭筋反射とは

　肘関節伸展が起こらず逆に屈曲が起こる場合は，上腕三頭筋反射が消失しているからである．これを逆転上腕三頭筋反射という．

第3章 **反射検査**

背臥位

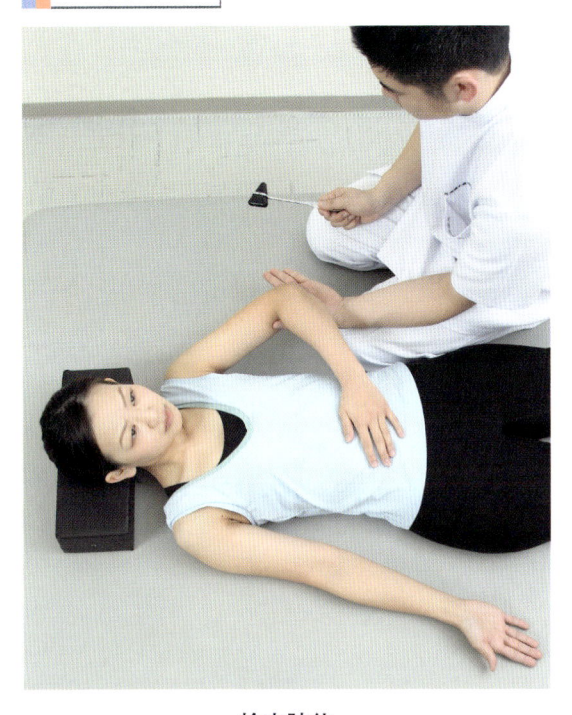

検査肢位

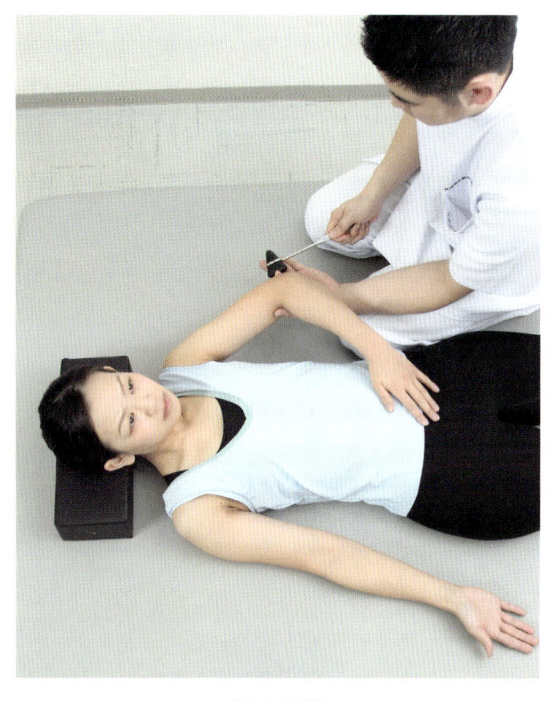

検査場面

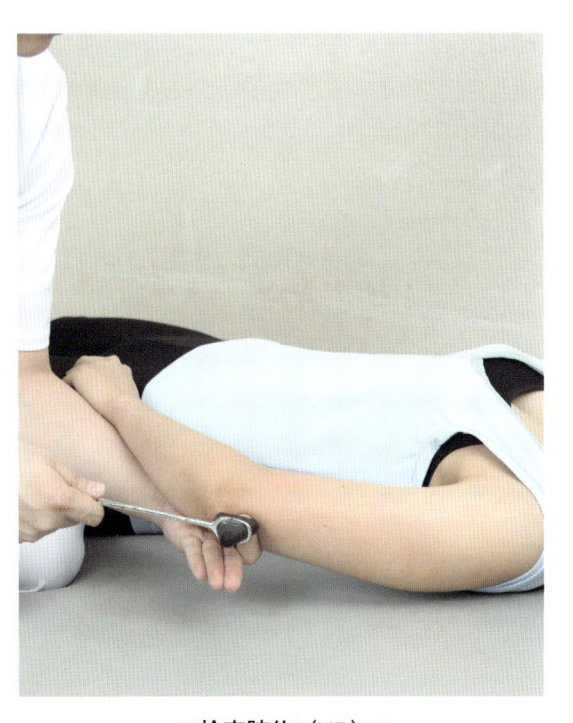

検査肢位（UP）

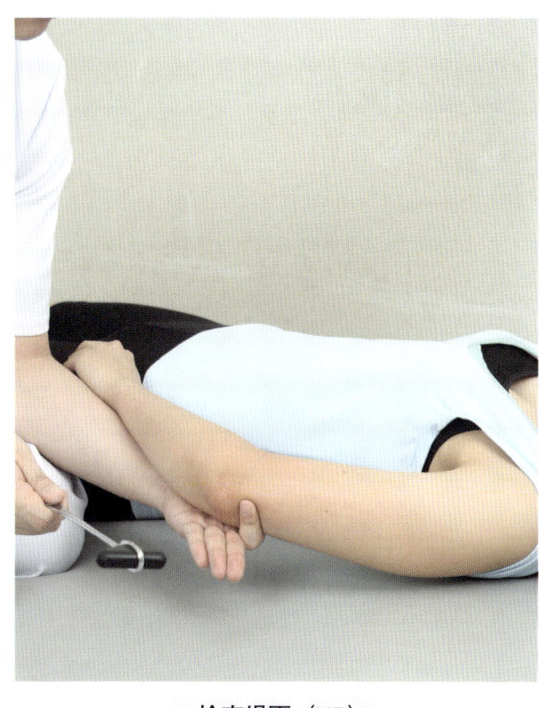

検査場面（UP）

第3章 反射検査

背臥位（増強法）

ポイント 歯をくいしばったり，非検査側上肢の等尺性筋収縮を行わせるとよい

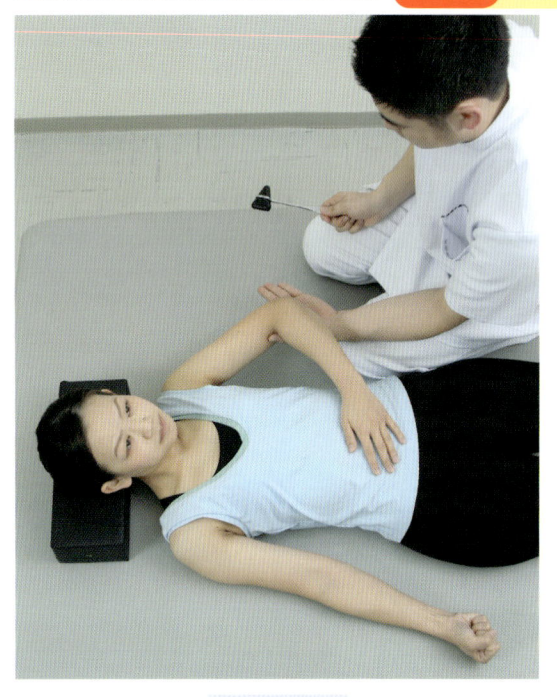

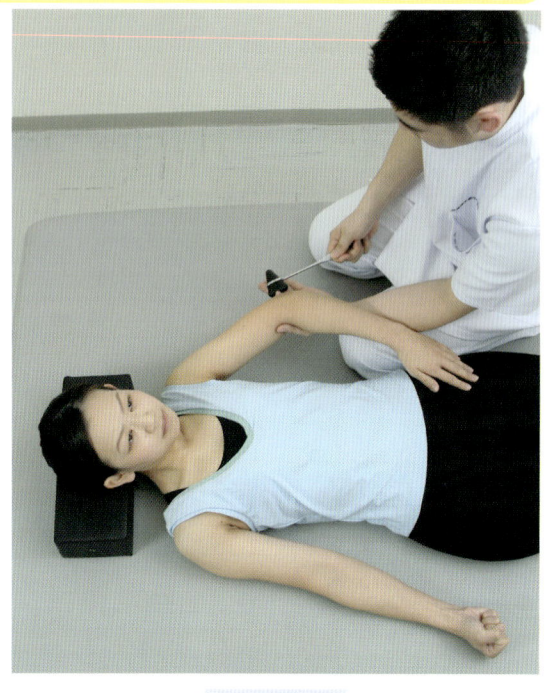

検査肢位　　　　　　　検査場面

I. 深部反射

6 腕橈骨筋反射

I 意義

C5〜6レベルの反射弓，もしくはその髄節より上位の錐体路障害を検査する．

II 検査肢位

背臥位または座位．

III 検査方法

1. 被検者を肘関節屈曲位，前腕回内・回外の中間位または軽度回内位にさせ，上肢の力を抜くように指示をする．
2. 検者の母指を被検者の橈骨下端に当てる．
3. 橈骨下端に当てた検者の母指を垂直にハンマーでたたく．

IV 判定基準

消　　失（−）	反射が得られない
低　　下（±）	関節運動を伴わないわずかな筋収縮，もしくは増強法（イェンドラシック法）が必要な場合もある
正　　常（＋）	若干の肘関節屈曲が認められる軽度の筋収縮
亢　　進（＋＋）	肘関節屈曲が認められる
著明な亢進（＋＋＋）	著明な肘関節屈曲が認められる．クローヌスを伴うこともある

V 注意点

1. 腕橈骨筋を触診し，萎縮の有無を確認する．
2. 反射の左右差を必ず確認する．
3. ハンマーでたたく際，痛みをあたえないように注意する．

VI Advance

逆転橈骨反射とは

肘関節屈曲が起こらず手指の屈曲が起こる場合は，C5〜6の限局性障害により腕橈骨筋反射が消失しているからである．これを逆転橈骨反射という．また錐体路障害が加わると，手指の屈曲がさらに強まる現象が認められる．

第3章 反射検査

背臥位

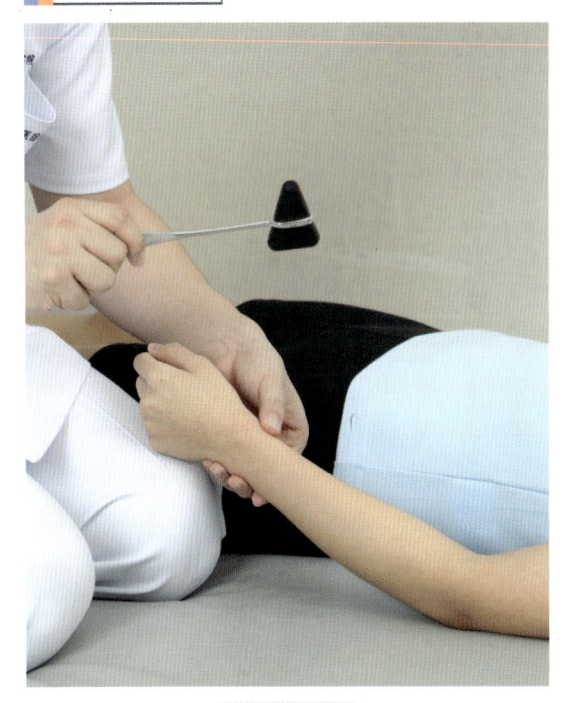

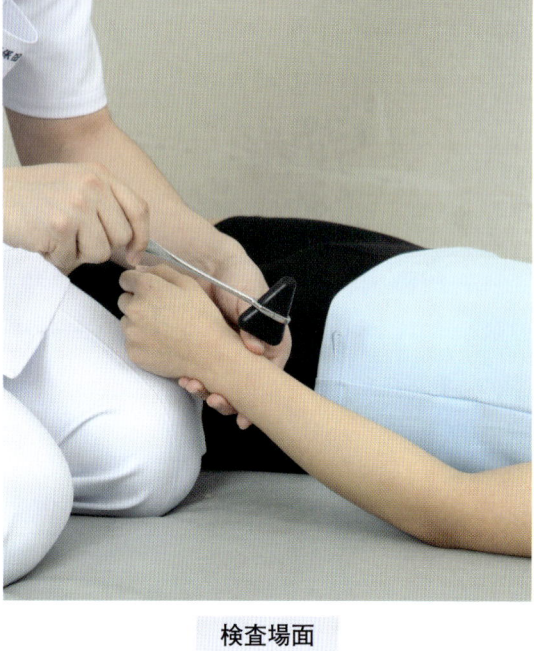

検査肢位

検査場面

反射検査　　　I．深部反射

7 回内筋反射

I 意義

C6〜Th1レベルの反射弓，もしくはその髄節より上位の錐体路障害を検査する．回内筋反射は，橈骨回内筋反射と尺骨反射があるが，生理学的には同一機序による反射であり，どちらも回内筋反射とされている．

II 検査肢位

背臥位または座位．

III 検査方法

【橈骨回内筋反射】
1 被検者に上肢の力を抜くように指示をする．
2 検者の母指を被検者の橈骨下端掌側面に当てる．
3 橈骨下端掌側面に当てた検者の母指を垂直にハンマーでたたく．

【尺骨反射】
1 被検者の前腕を軽度回内位にし，上肢の力を抜くように指示をする．
2 検者の示指を被検者の尺骨茎状突起背側面に当てる．
3 尺骨茎状突起背側面に当てた検者の示指を垂直にハンマーでたたく．

IV 判定基準

消　失（−）	反射が得られない
低　下（±）	関節運動を伴わないわずかな筋収縮，もしくは増強法（イェンドラシック法）が必要な場合もある
正　常（＋）	若干の前腕回内が認められる
亢　進（＋＋）	著明な前腕回内が認められる

V 注意点

1 反射の左右差を必ず確認する．
2 ハンマーでたたく際，痛みをあたえないように注意する．
3 この反射における著明な亢進は判定が難しく，臨床においては亢進までとすることが多い．

第3章 反射検査

橈骨回内筋反射（背臥位）

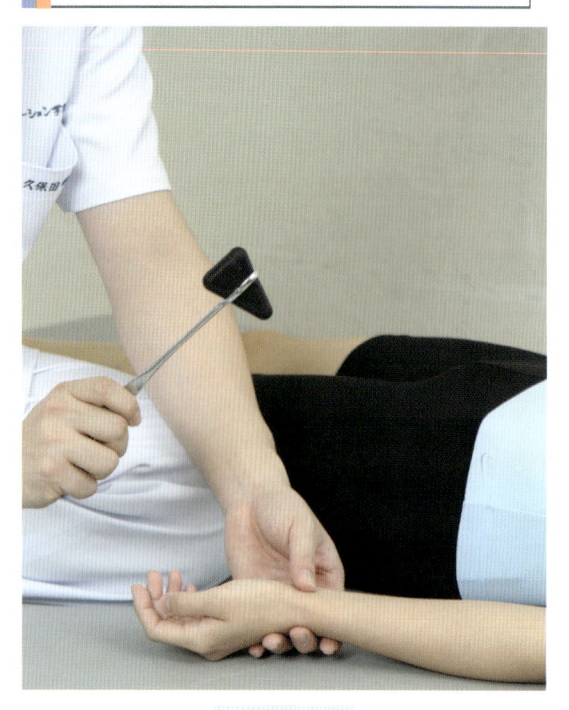

検査肢位 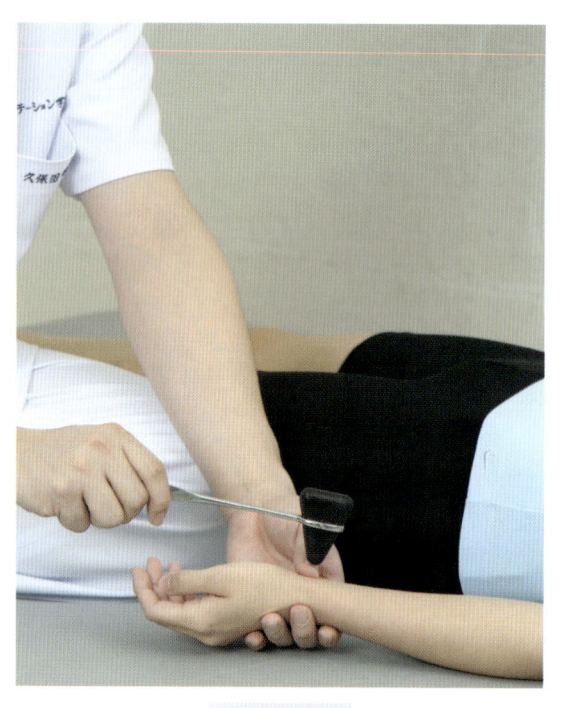 検査場面

尺骨反射（背臥位）

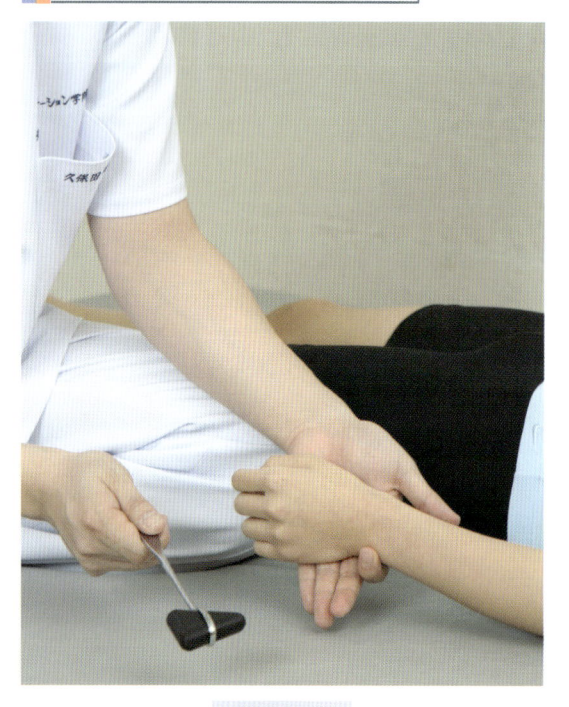

検査肢位 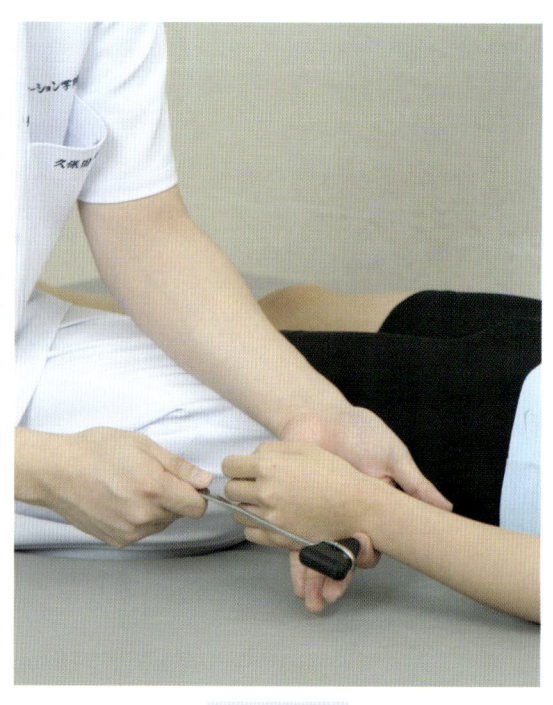 検査場面

8 胸筋反射

I. 深部反射

I 意義

C5～Th1 レベルの反射弓，もしくはその髄節より上位の錐体路障害を検査する．

II 検査肢位

背臥位．

III 検査方法

1. 被検者の上肢を軽度外転させ，大胸筋の停止部位にある腱に検者の示指および中指を当てる．
2. 大胸筋の停止部位に当てた検者の示指および中指をハンマーでたたく．

IV 判定基準

消　　失（－）	反射が得られない
低　　下（±）	関節運動を伴わないわずかな筋収縮，もしくは増強法（イェンドラシック法）が必要な場合もある
正　　常（＋）	若干，上肢の内転・内旋が認められる軽度の筋収縮
亢　　進（＋＋）	上肢の内転・内旋が認められる
著明な亢進（＋＋＋）	著明な上肢の内転・内旋が認められる

V 注意点

1. 大胸筋を触診し，萎縮の有無を確認する．
2. 反射の左右差を必ず確認する．
3. ハンマーでたたく際，痛みをあたえないように注意する．
4. この反射は，正常では出現しにくく，出現しても現象が軽度なため判定が難しい．

第3章 反射検査

背臥位

> **ポイント** 錐体路徴候が加わると，上肢の内転・内旋がさらに著明となる現象が認められる

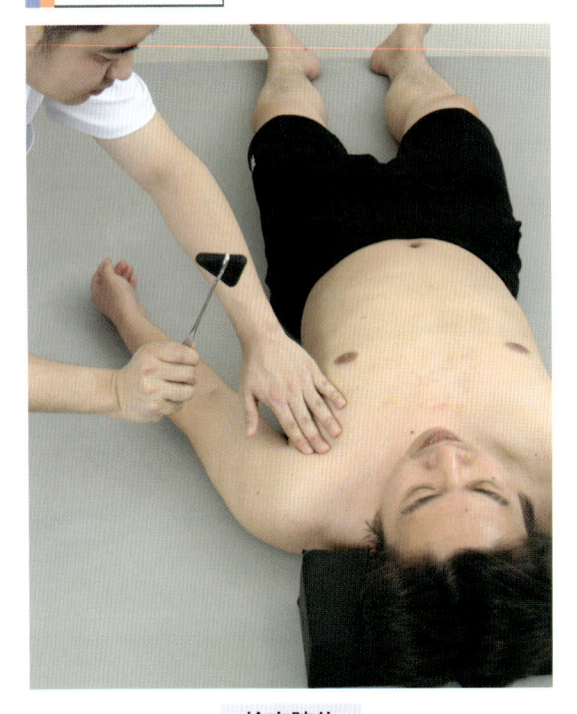

検査肢位 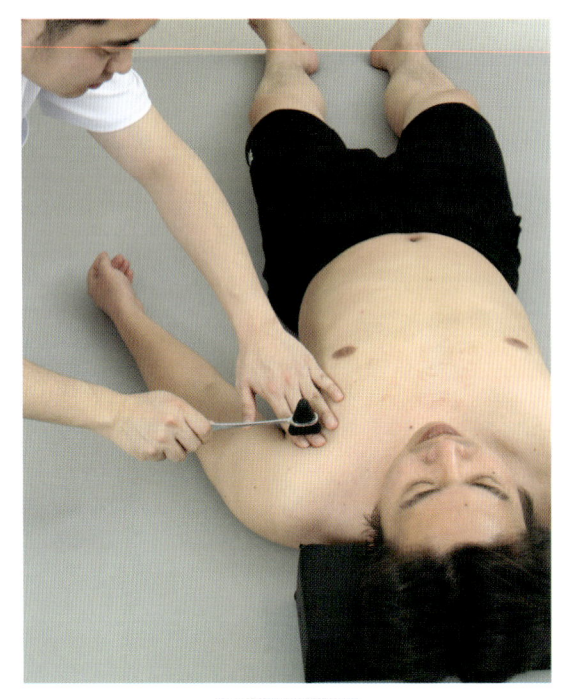 　　　　　　　　　　　検査場面

I. 深部反射

9 腹筋反射

I 意義

C6〜Th12 レベルの反射弓，もしくはその髄節より上位の錐体路障害を検査する．腹筋反射は，肋骨骨膜反射，狭義の腹筋反射，恥骨反射の 3 つからなる．

II 検査肢位

背臥位．

III 検査方法

【肋骨骨膜反射】
1 検者の示指および中指を被検者の乳腺上の肋骨縁に当てる．
2 乳腺上の肋骨縁に当てた検者の示指および中指をハンマーでたたく．

【狭義の腹筋反射】
1 検者の示指および中指を被検者の乳腺上，かつ臍の高さの位置に当てる．
2 乳腺上，かつ臍の高さの位置に当てた検者の示指および中指をハンマーでたたく．

【恥骨反射】
1 検者の示指および中指を被検者の恥骨結合中央より 1〜2 cm 外方に当てる．
2 恥骨結合の中央より 1〜2 cm 外方に当てた検者の示指および中指をハンマーでたたく．

IV 判定基準

消　失（−）	反射が得られない
低　下（±）	関節運動を伴わないわずかな筋収縮，もしくは増強法（イェンドラシック法）が必要な場合もある
正　常（＋）	たたいたほうへ臍の偏倚もしくは腹筋の収縮が認められる
亢　進（＋＋）	たたいたほうへ臍の偏倚もしくは腹筋の収縮がはっきりと認められる

V 注意点

1 反射の左右差を必ず確認する．
2 ハンマーでたたく際，痛みをあたえないように注意する．
3 この反射は，正常では出現しにくく，出現しても現象が軽度なため判定が難しい．

第3章 反射検査

肋骨骨膜反射（背臥位）

ポイント この反射における著明な亢進は判定が難しく，臨床においては亢進までとすることが多い

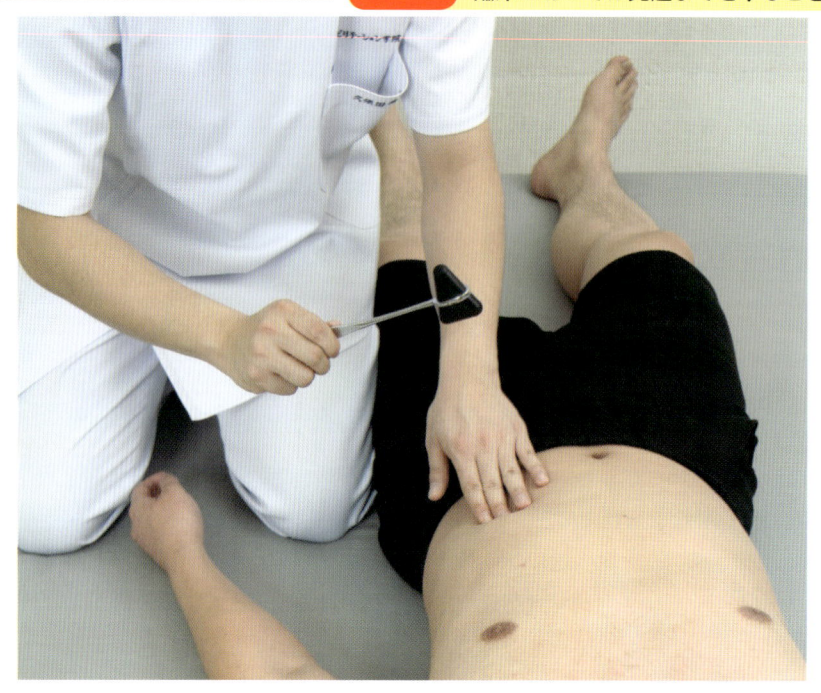

検査肢位

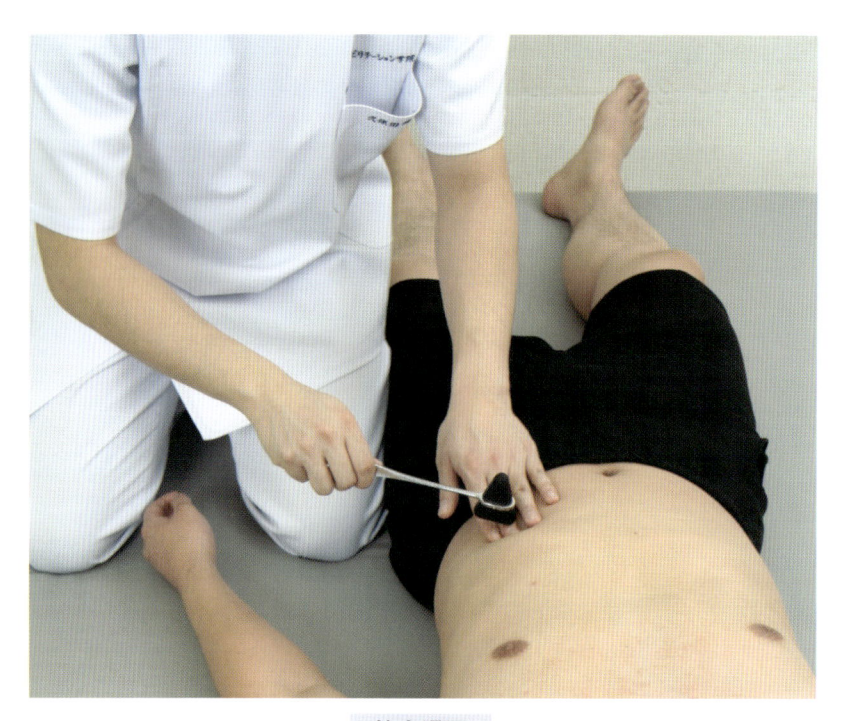

検査場面

I. 深部反射

10 膝蓋腱反射

I 意義

L2〜4レベルの反射弓，もしくはその髄節より上位の錐体路障害を検査する．

II 検査肢位

背臥位または座位．

III 検査方法

1 背臥位で行う場合には，被検者の膝関節を30〜50°屈曲させた肢位で行う．座位で行う場合は，下腿を椅子から垂らした肢位で行う．
2 検者の示指を被検者の膝蓋腱に当てる．
3 膝蓋腱に当てた検者の示指をハンマーでたたく．

IV 判定基準

消　　失（−）	反射が得られない
低　　下（±）	関節運動を伴わないわずかな筋収縮，もしくは増強法（イェンドラシック法）が必要な場合もある
正　　常（＋）	若干の膝関節伸展が認められる軽度の筋収縮
亢　　進（＋＋）	膝関節伸展が認められる
著明な亢進（＋＋＋）	著明な膝関節伸展が認められる．クローヌスを伴うこともある

V 注意点

1 大腿四頭筋を触診し，萎縮の有無を確認する．
2 反射の左右差を必ず確認する．
3 ハンマーでたたく際，痛みをあたえないように注意する．

第3章　反射検査

背臥位 ポイント　足底を床から離して行うことで，床との摩擦が反射にあたえる影響を防ぐことができる

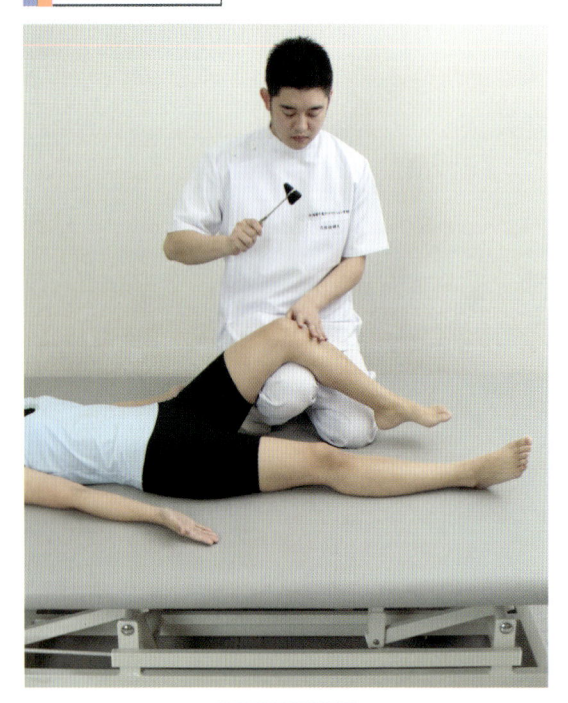

検査肢位 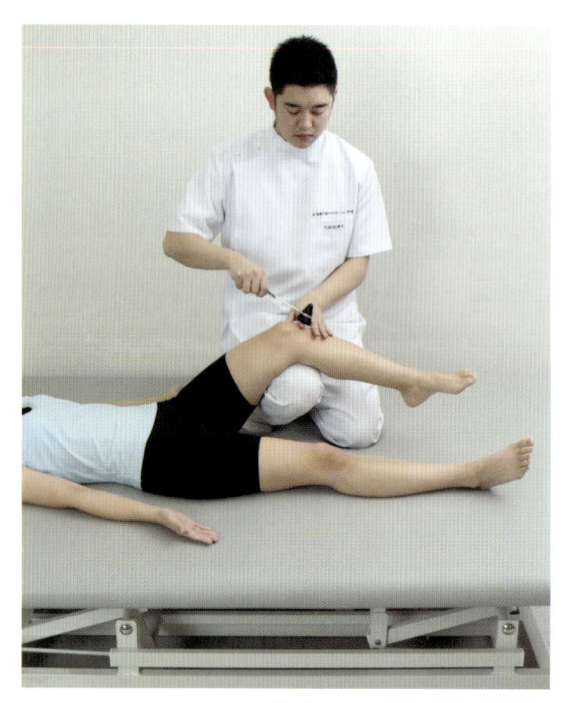　　　　　　　　　　　　　　　検査場面

座　位 ポイント　足底を床から離して行うことで，床との摩擦が反射にあたえる影響を防ぐことができる

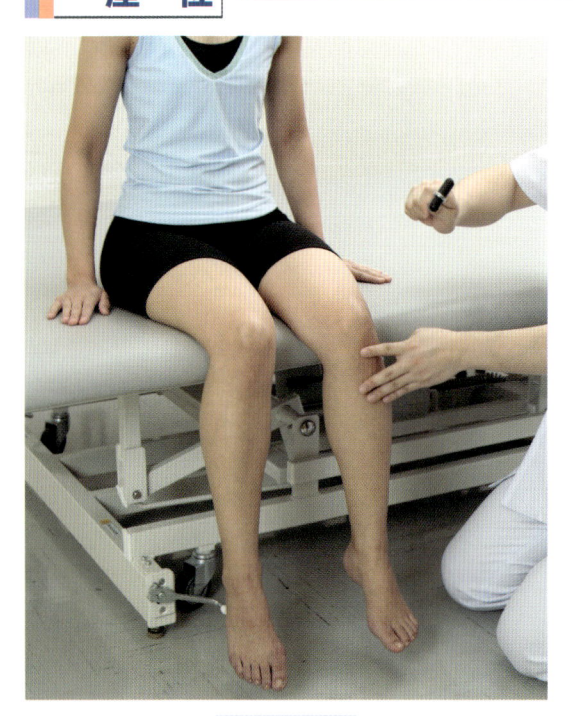

検査肢位 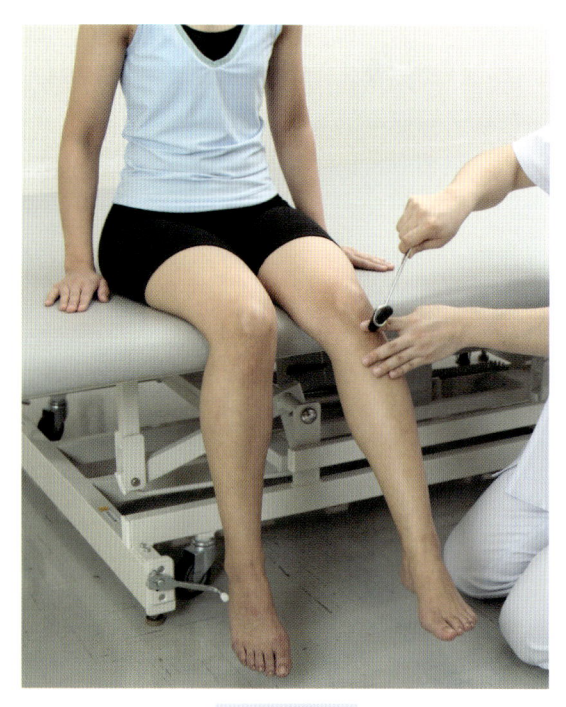　　　　　　　　　　　　　　　検査場面

第3章　反射検査

背臥位（増強法）
ポイント 座位をとらせたり，両上肢の等尺性筋収縮を行わせるとよい

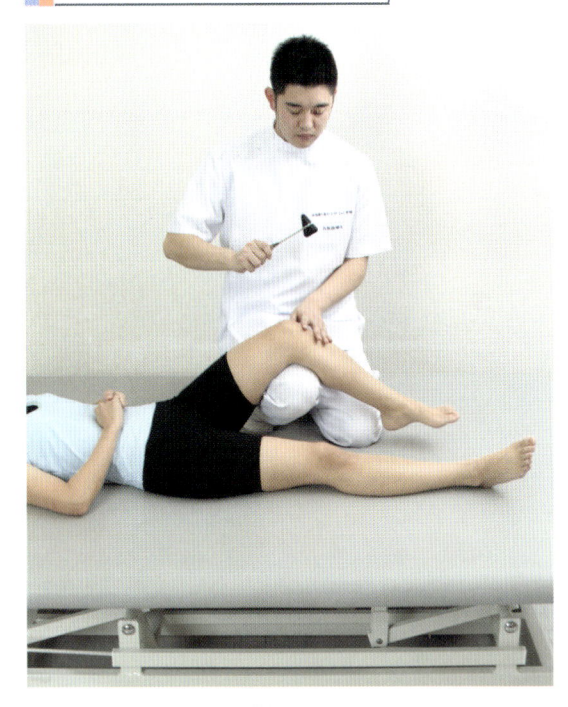

検査肢位 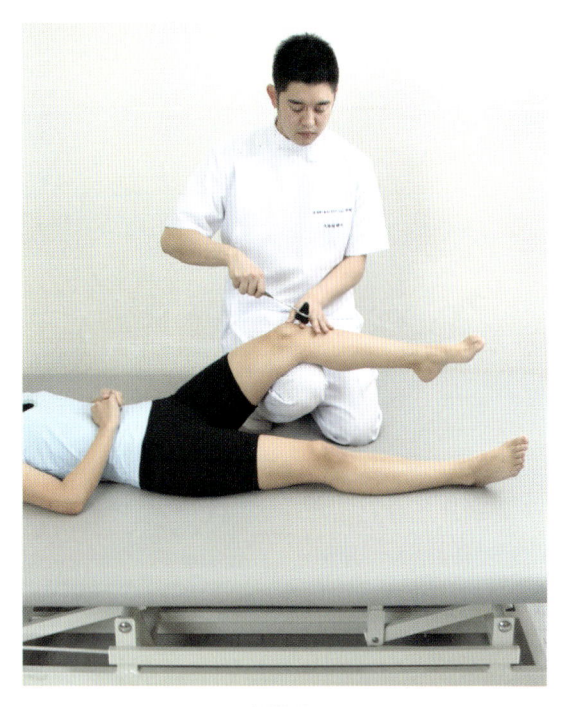　　　　　　　　　　　　　　検査場面

座位（増強法）
ポイント 背臥位をとらせたり，両上肢の等尺性筋収縮を行わせるとよい

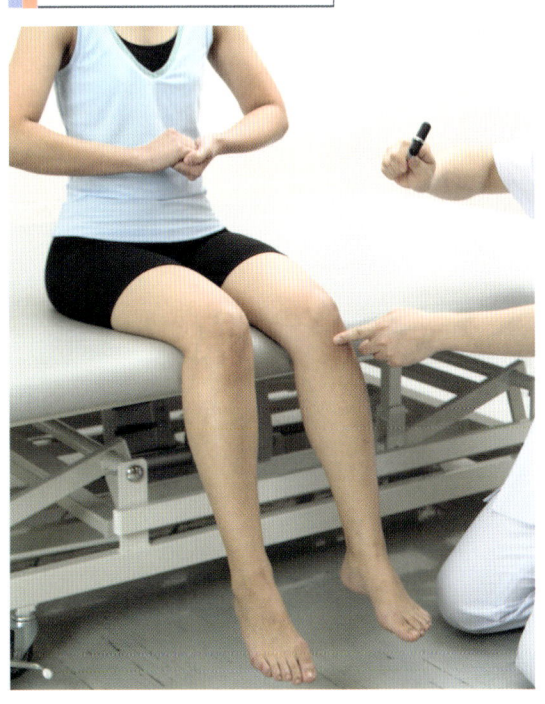

検査肢位 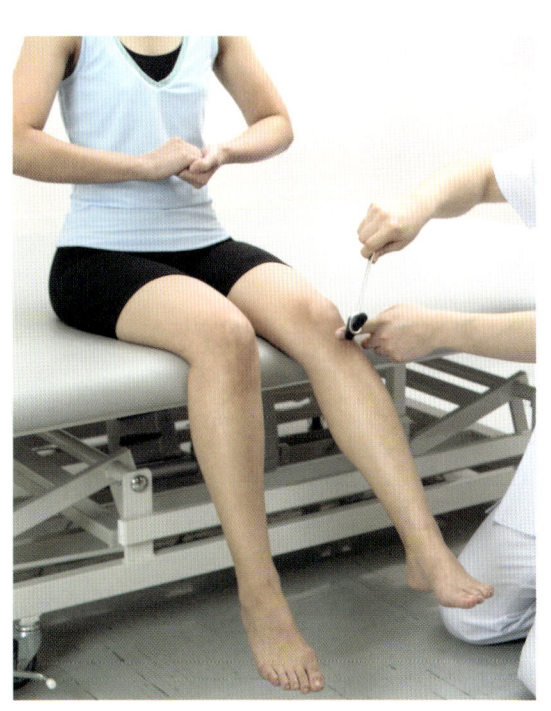　　　　　　　　　　　　　　検査場面

99

反射検査　　　　　I. 深部反射
11 アキレス腱反射

I　意義

L5〜S1 レベルの反射弓，もしくはその髄節より上位の錐体路障害を検査する．

II　検査肢位

背臥位または座位．

III　検査方法

1. 背臥位で行う場合には，被検者の両下肢を軽度外転・外旋させ，両側の踵を正中線上で合わせる．座位で行う場合は，被検者の下腿を椅子から垂らした肢位で行う．
2. 検者は被検者の足底を押して，軽く背屈位とさせる．
3. アキレス腱を直接ハンマーでたたく．

IV　判定基準

消　　失（－）	反射が得られない
低　　下（±）	関節運動を伴わないわずかな筋収縮，もしくは増強法（イェンドラシック法）が必要な場合もある
正　　常（＋）	若干の足関節底屈が認められる軽度の筋収縮
亢　　進（＋＋）	足関節底屈が認められる
著明な亢進（＋＋＋）	著明な足関節底屈が認められる．クローヌスを伴うこともある

V　注意点

1. 下腿三頭筋を触診し，萎縮の有無を確認する．
2. 反射の左右差を必ず確認する．
3. ハンマーでたたく際，痛みをあたえないように注意する．

第 3 章　反射検査

背臥位
ポイント 適度に筋を緊張させる目的で，軽度背屈位にて検査を行う

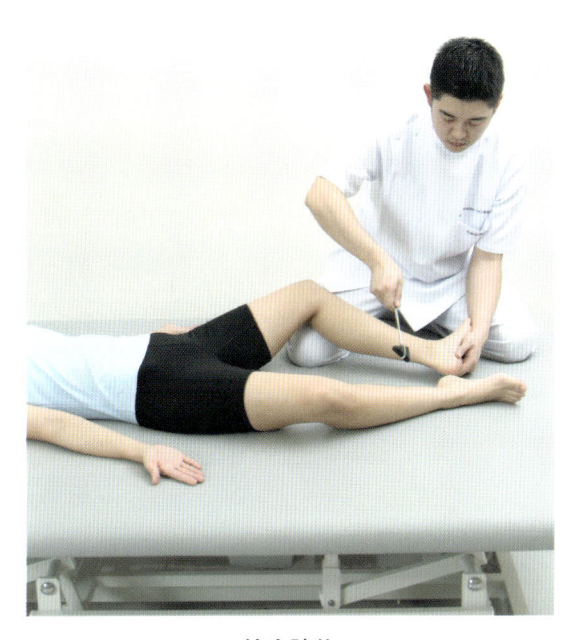

検査肢位 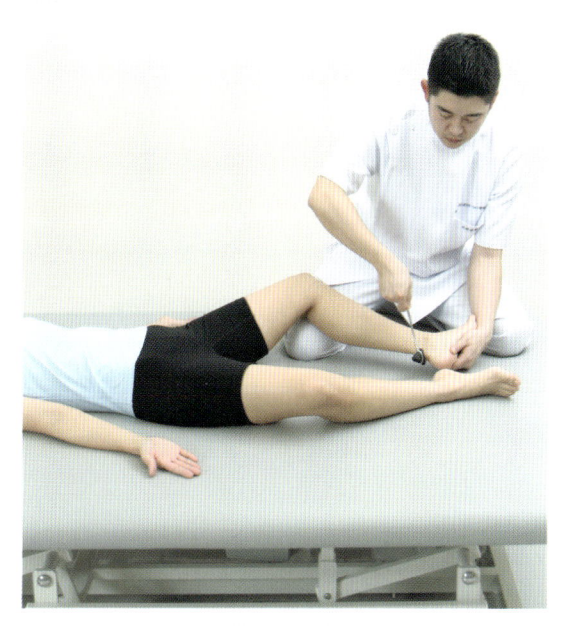　　　　　　　　　検査場面

座　位
ポイント 適度に筋を緊張させる目的で，軽度背屈位にて検査を行う

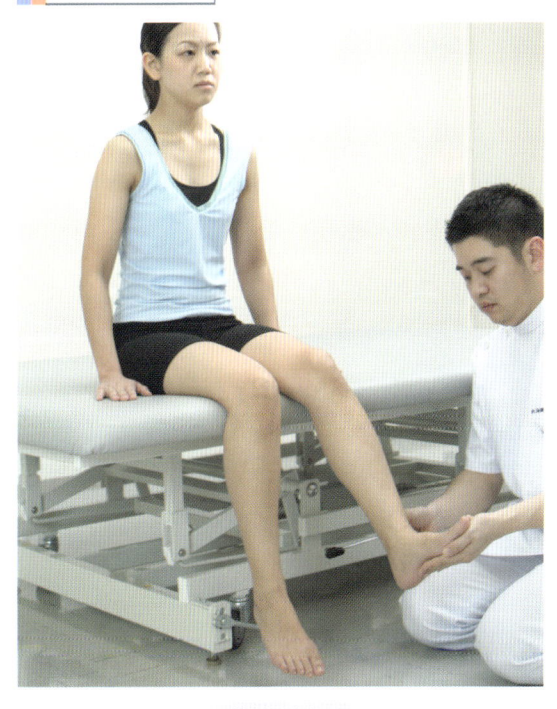

検査肢位 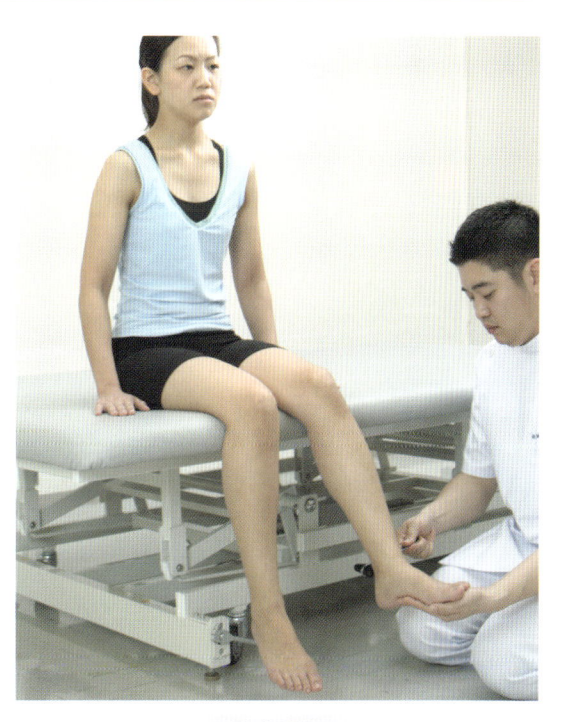　　　　　　　　　検査場面

101

第3章 反射検査

背臥位（増強法）
ポイント 座位をとらせたり，両上肢の等尺性筋収縮を行わせるとよい

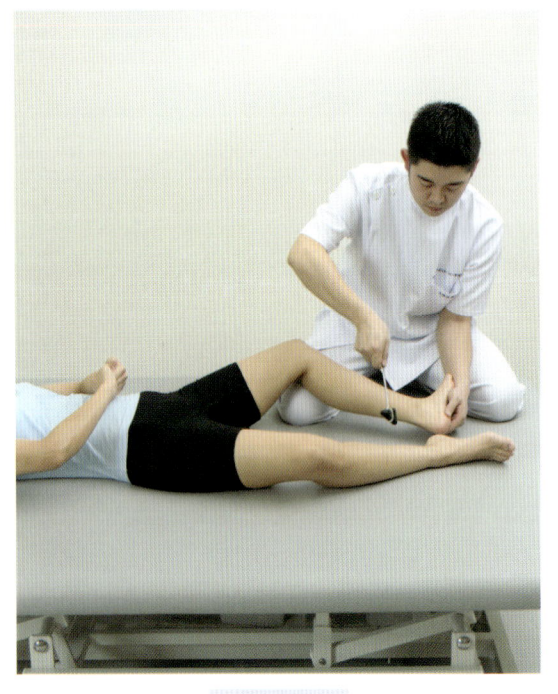

検査肢位 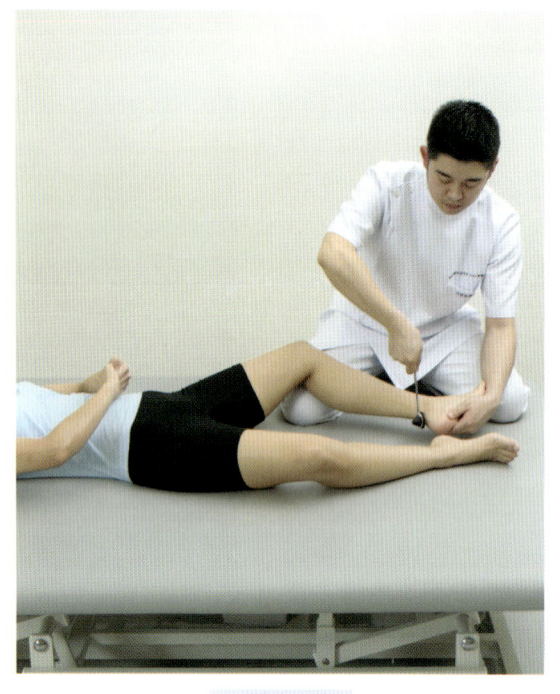　　　　　　　　　　　検査場面

座位（増強法）
ポイント 背臥位をとらせたり，両上肢の等尺性筋収縮を行わせるとよい

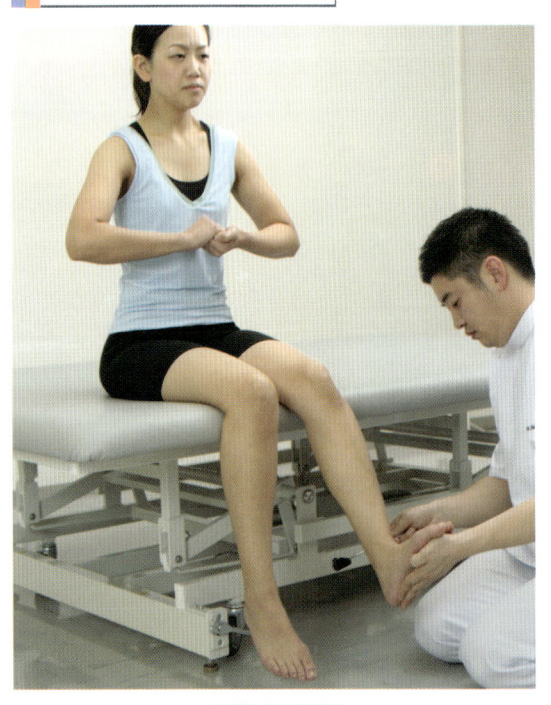

検査肢位 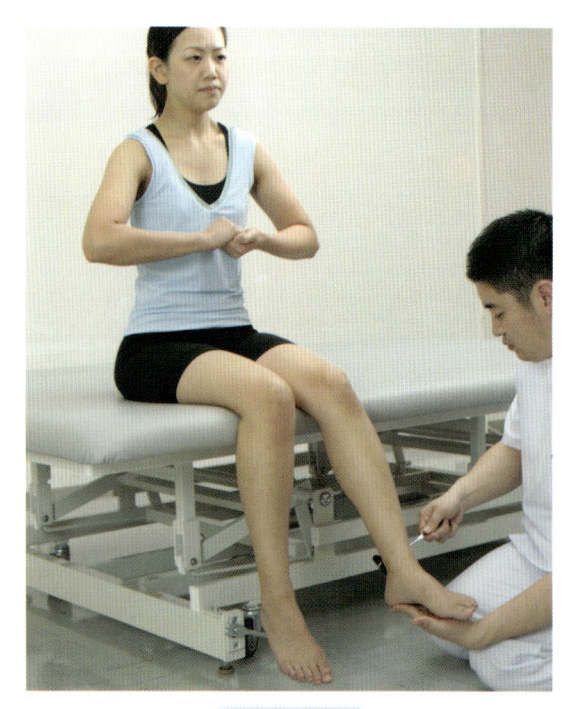　　　　　　　　　　　検査場面

反射検査 I．深部反射

12 下肢内転筋反射

I 意　義
L3～4 レベルの反射弓，もしくはその髄節より上位の錐体路障害を検査する．

II 検査肢位
背臥位．

III 検査方法
1 被検者の下肢を軽度外転位にさせる．
2 検者の示指および中指を被検者の大腿骨下端内側に当てる．
3 大腿骨下端内側に当てた検者の示指および中指をハンマーでたたく．

IV 判定基準

消　　失（−）	反射が得られない
低　　下（±）	関節運動を伴わないわずかな筋収縮，もしくは増強法（イェンドラシック法）が必要な場合もある
正　　常（＋）	若干の股関節内転が認められる軽度の筋収縮
亢　　進（＋＋）	股関節内転が認められる
著明な亢進（＋＋＋）	著明な股関節内転が認められる

V 注意点
1 内転筋を触診し，萎縮の有無を確認する．
2 反射の左右差を必ず確認する．
3 ハンマーでたたく際，痛みをあたえないように注意する．

第3章 反射検査

背臥位

ポイント 錐体路障害が加わると，股関節内転がさらに著明となる現象がみられる

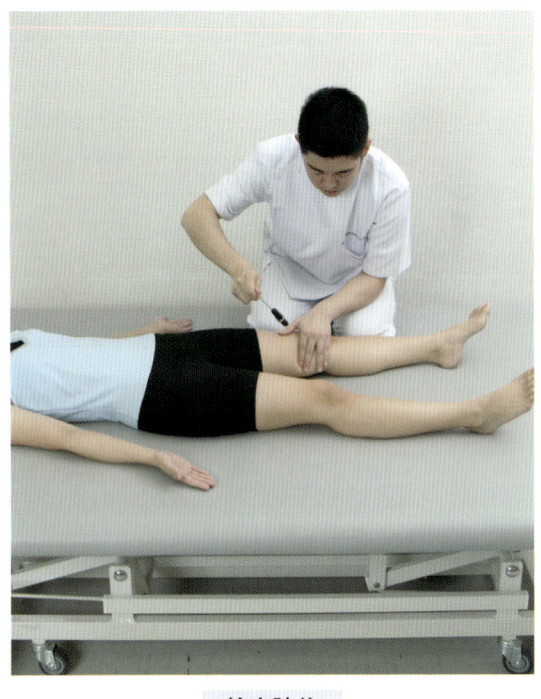

検査肢位

検査場面

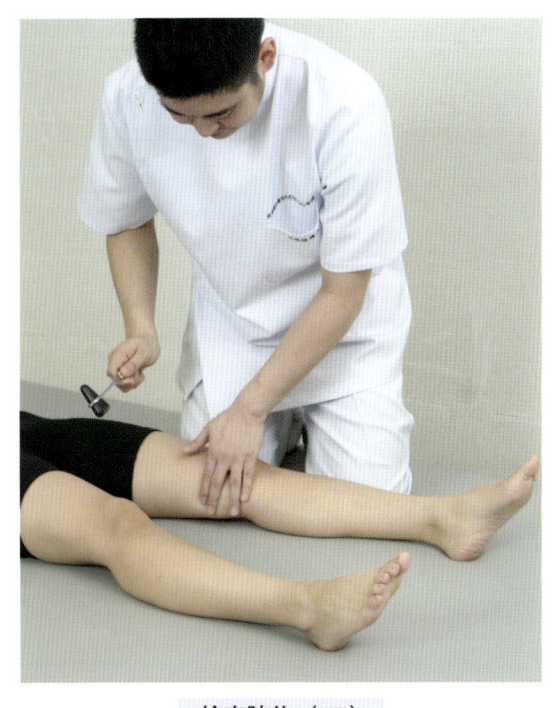

検査肢位（UP）

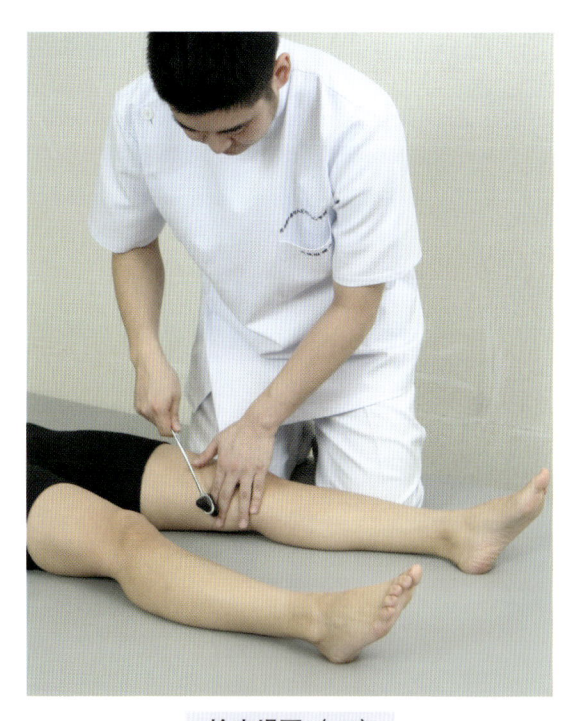

検査場面（UP）

第3章 反射検査

背臥位（増強法）

ポイント 両上肢または片側上肢の等尺性筋収縮を行わせるとよい

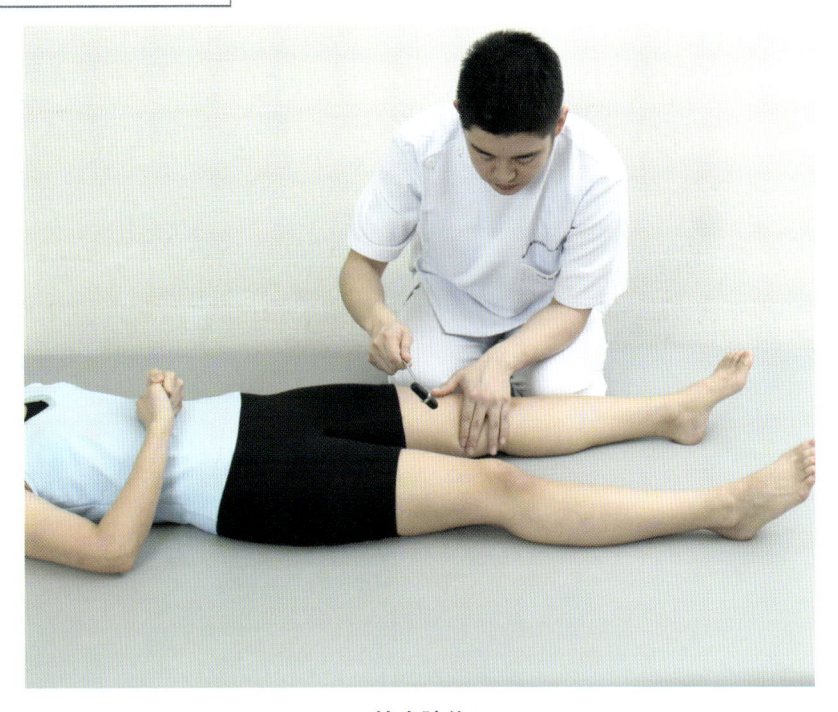

検査肢位

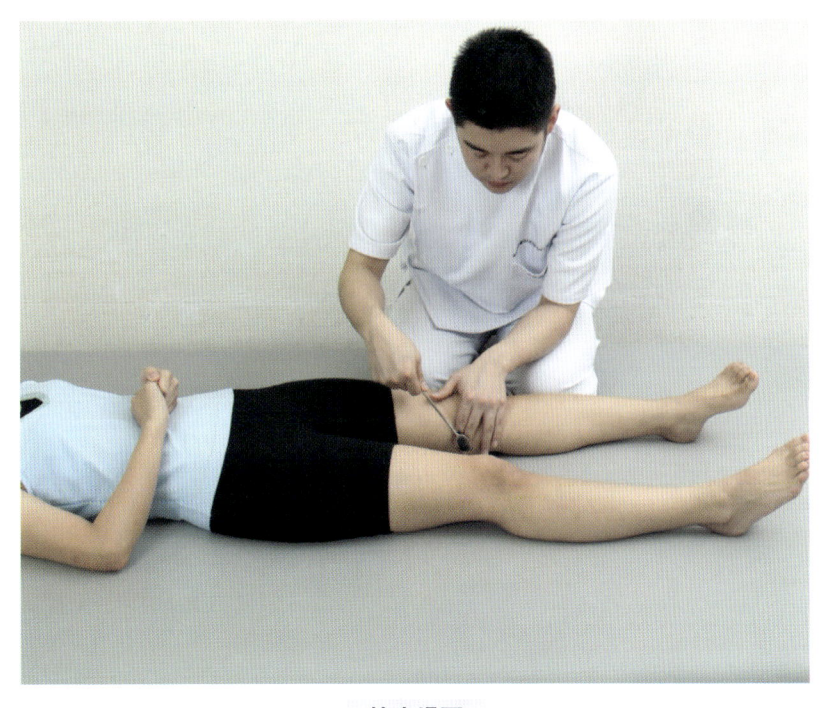

検査場面

105

反射検査

I. 深部反射

13 膝屈筋反射

I 意義

L4〜S2レベルの反射弓，もしくはその髄節より上位の錐体路障害を検査する．

II 検査肢位

背臥位または座位．

III 検査方法

1 被検者の膝関節を軽度屈曲させ，下肢の力を抜くように指示をする．
2 検者の示指および中指を被検者の外側ハムストリングスの停止部に当てる．
3 外側ハムストリングスの停止部に当てた検者の示指および中指をハンマーでたたく．

IV 判定基準

消　　　失（−）	反射が得られない
低　　　下（±）	関節運動を伴わないわずかな筋収縮，もしくは増強法（イェンドラシック法）が必要な場合もある
正　　　常（＋）	若干の膝関節屈曲が認められる軽度の筋収縮
亢　　　進（＋＋）	膝関節屈曲が認められる
著明な亢進（＋＋＋）	著明な膝関節屈曲が認められる

V 注意点

1 ハムストリングスを触診し，萎縮の有無を確認する．
2 反射の左右差を必ず確認する．
3 ハンマーでたたく際，痛みをあたえないように注意する．

第3章 反射検査

背臥位
ポイント この反射は正常でも出現しにくく，出現しても現象が軽度なため判定が難しい

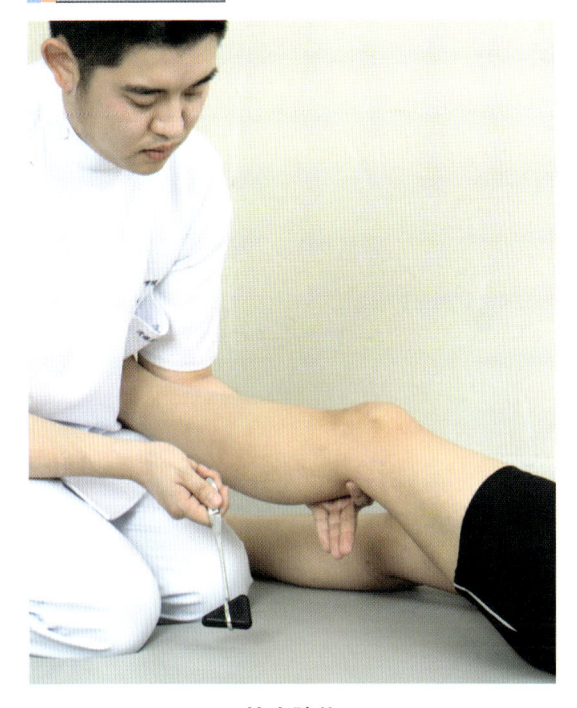

検査肢位 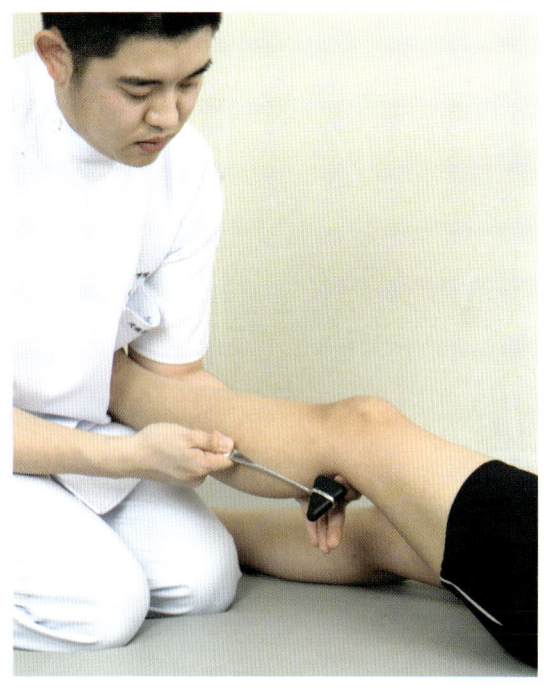　　　　　　　　　　　　　　　　検査場面

座　位
ポイント この反射は正常でも出現しにくく，出現しても現象が軽度なため判定が難しい

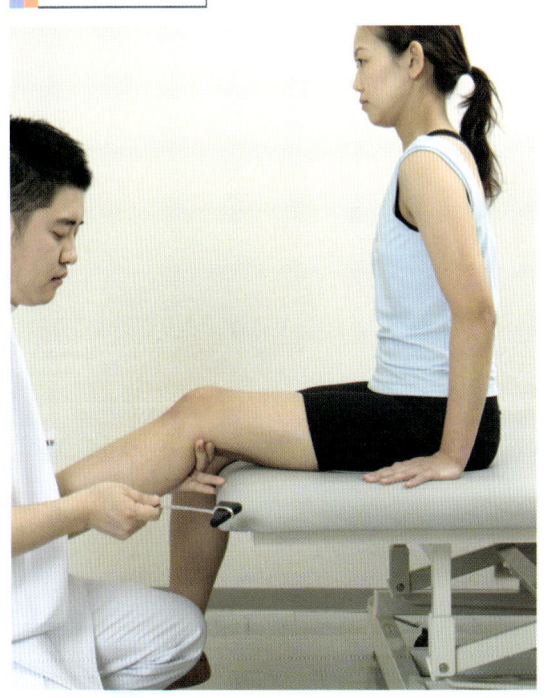

検査肢位 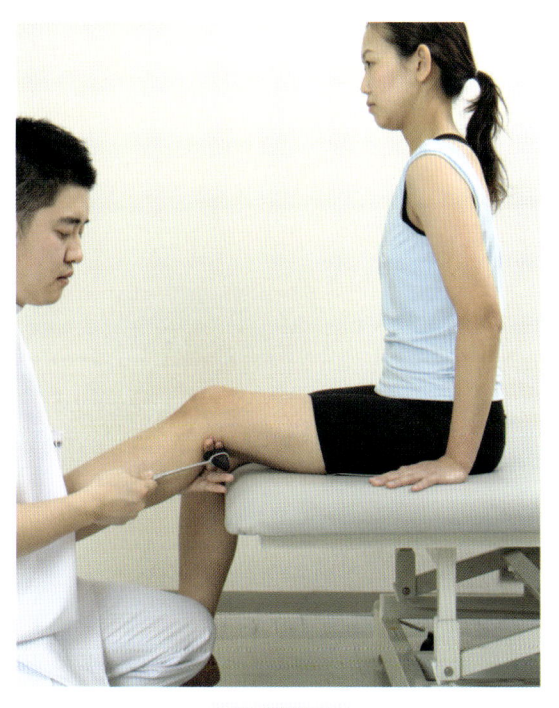　　　　　　　　　　　　　　　　検査場面

第3章 反射検査

座位（増強法）

ポイント 両上肢または片側上肢の等尺性筋収縮を行わせるとよい

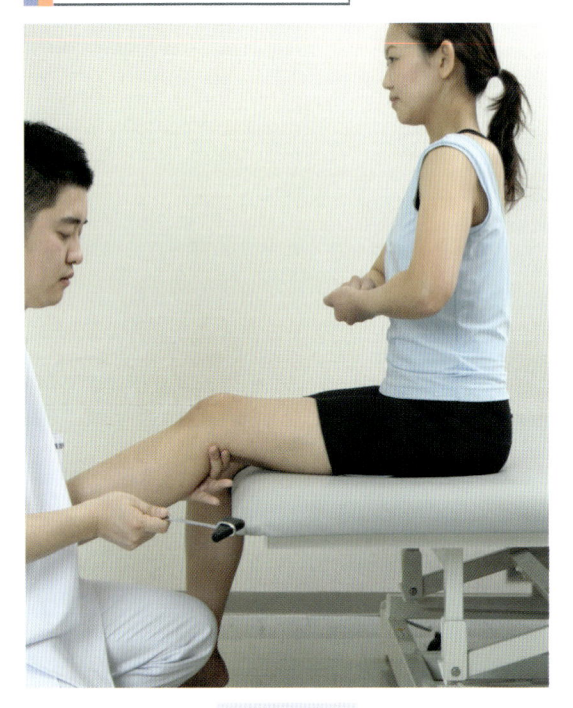

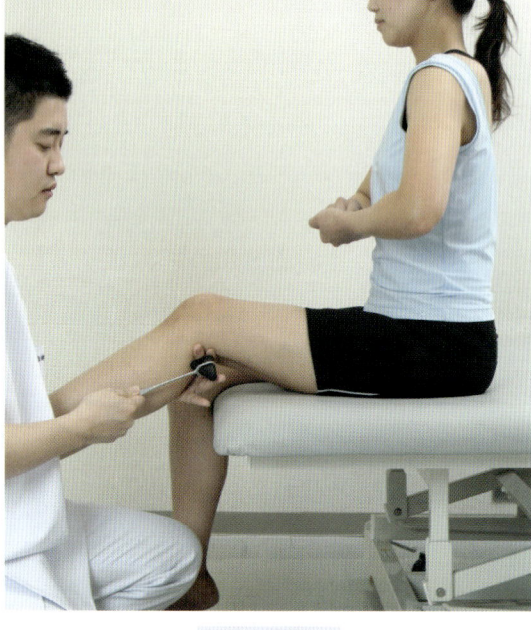

検査肢位

検査場面

14 後脛骨筋腱反射

I．深部反射

I 意 義
L5レベルの反射弓，もしくはその髄節より上位の錐体路障害を検査する．

II 検査肢位
背臥位または座位．

III 検査方法
1 被検者の股関節を軽度外旋位とし，下肢の力を抜くように指示をする．
2 検者の母指を被検者の後脛骨筋の足内側部での舟状骨粗面停止部付近に当てる．
3 検者の母指をハンマーでたたく．

IV 判定基準

消 失（−）	反射が得られない
低 下（±）	関節運動を伴わないわずかな筋収縮，もしくは増強法（イェンドラシック法）が必要な場合もある
正 常（＋）	若干，足部の内反が認められる
亢 進（＋＋）	著明な足部の内反が認められる

V 注意点
1 反射の左右差を必ず確認する．
2 ハンマーでたたく際，痛みをあたえないように注意する．

第3章 反射検査

背臥位
ポイント この反射は正常でも出現しにくく，出現しても現象が軽度なため判定が難しい

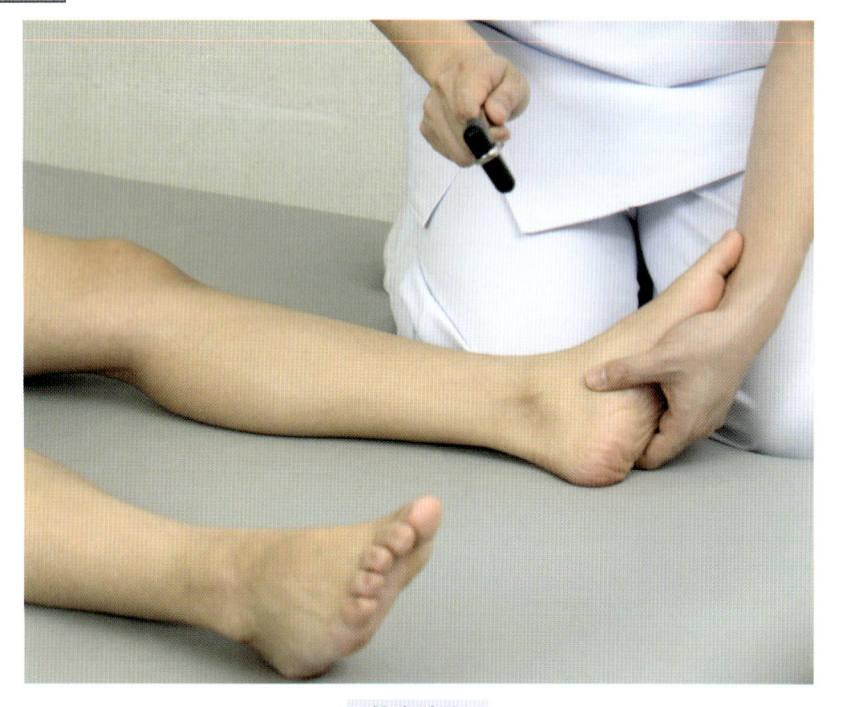

検査肢位

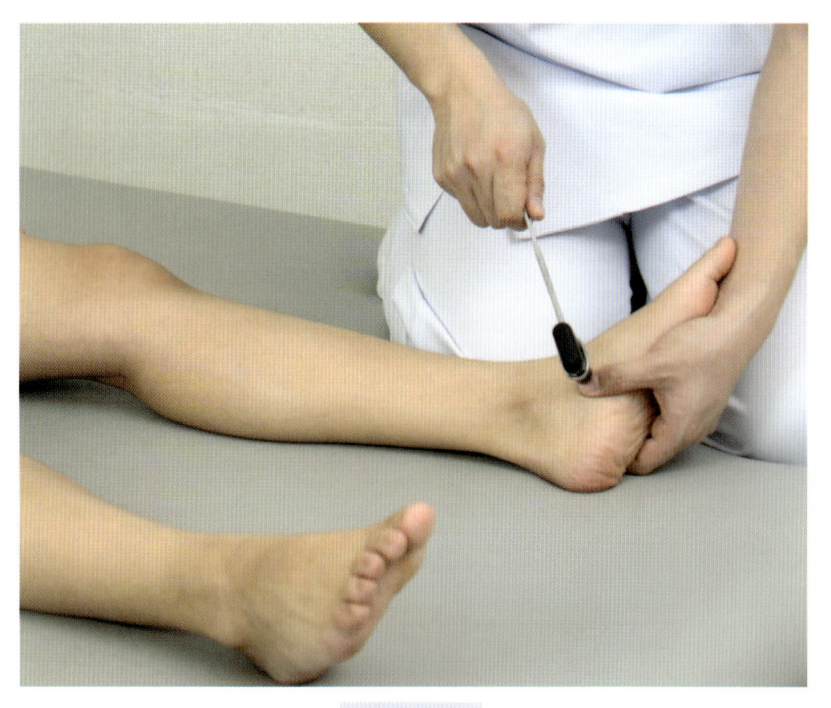

検査場面

II. 表在反射

1 腹壁反射

I 意義

　　反射の消失は，錐体路障害，知覚障害，末梢運動神経障害を疑う．また，肋骨縁はTh5〜6，上部はTh6〜9，中部はTh9〜11，下部はTh11〜L1の髄節を経由する．

II 検査肢位

　　背臥位．

III 検査方法

1 肋骨縁：ハンマーの柄を用いて，肋骨弓内側縁にそって頭尾方向へ擦る．
2 上　部：ハンマーの柄を用いて，臍と肋骨縁間を外側から内側方向へ擦る．
3 中　部：ハンマーの柄を用いて，臍の高さで外側から内側方向へ擦る．
4 下　部：ハンマーの柄を用いて，臍より下位で外側から内側方向へ擦る．

IV 判定基準

消　失（−）	反射が得られない
減　弱（±）	関節運動を伴わないわずかな筋収縮が認められる
正　常（＋）	刺激側で腹筋の収縮が認められる

V 注意点

1 腹筋の収縮が目視で確認不可能な場合は，腹壁を触診しながら行う．
2 肥満者や腹壁が弛緩している場合は，軽度に腹筋を収縮させるか，座位で検査を行う．
3 疾患によっては，わずかな刺激で腹筋の収縮が認められる場合がある．

第3章 反射検査

肋骨縁（背臥位）

ポイント 刺激を加える際は，吸気の終わりに加える．刺激を繰り返すと「慣れの現象」が出現し，反射が出現しにくくなるため間隔を十分に考慮する

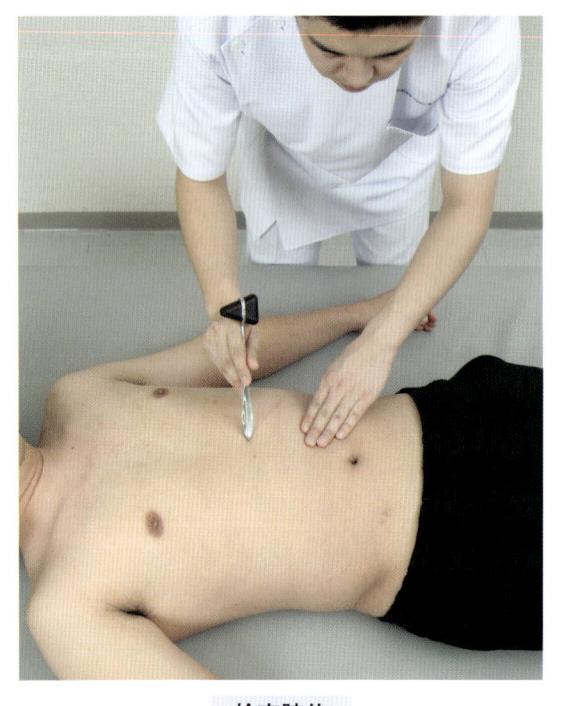

検査肢位 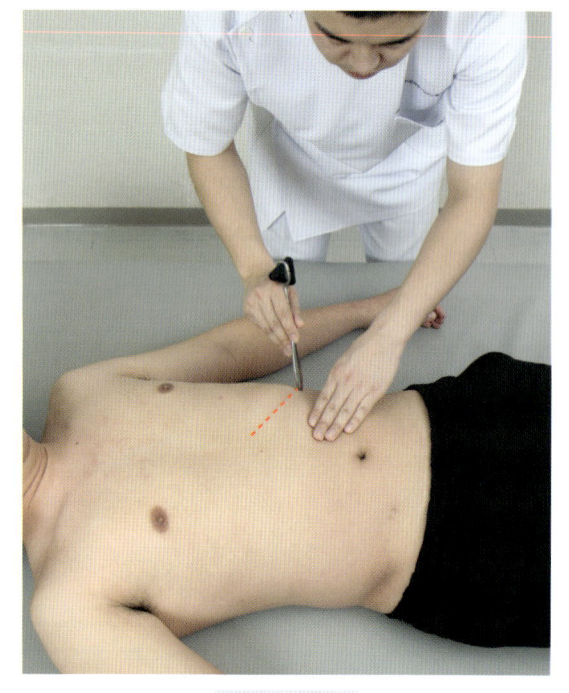　　　　　　　　　　　　　検査場面

上部（背臥位）

ポイント 刺激を加える際は，吸気の終わりに加える．刺激を繰り返すと「慣れの現象」が出現し，反射が出現しにくくなるため間隔を十分に考慮する

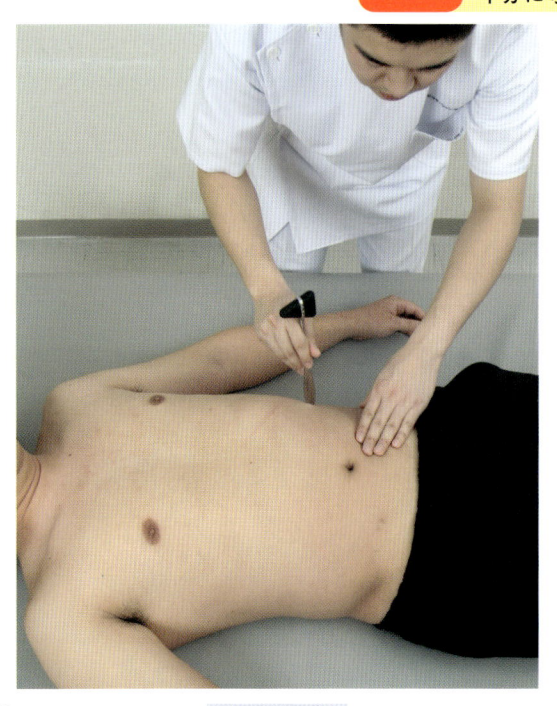

検査肢位 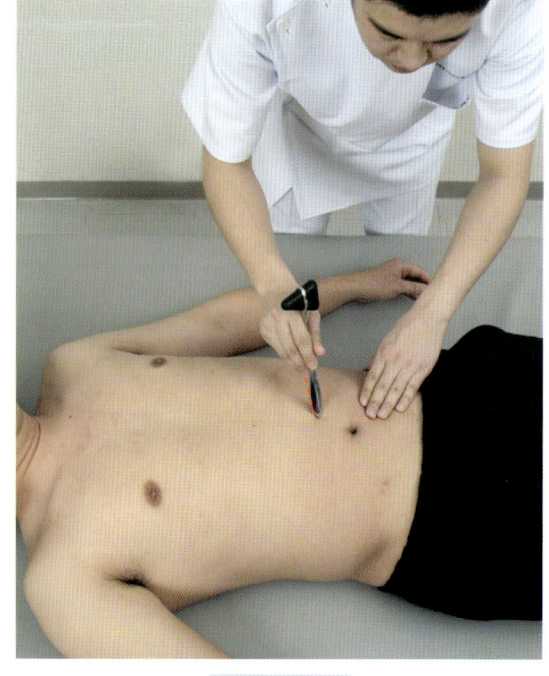　　　　　　　　　　　　　検査場面

第3章 反射検査

中部（背臥位）

ポイント 刺激を加える際は，吸気の終わりに加える．刺激を繰り返すと「慣れの現象」が出現し，反射が出現しにくくなるため間隔を十分に考慮する

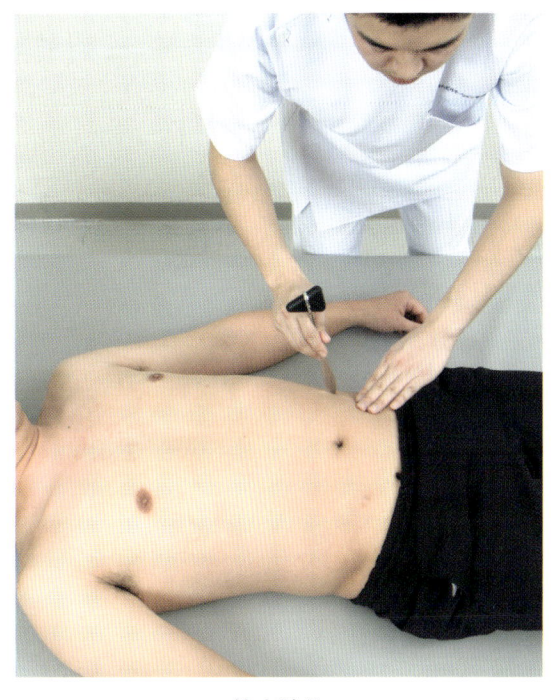

検査肢位 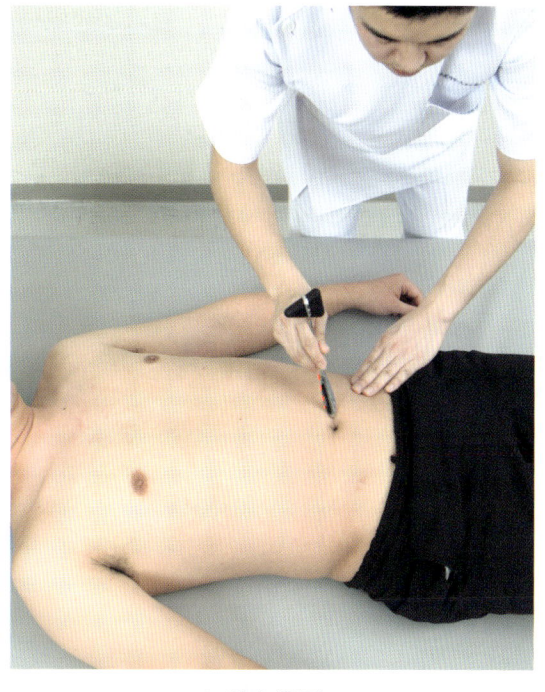　　　　　　　　　　　　検査場面

下部（背臥位）

ポイント 刺激を加える際は，吸気の終わりに加える．刺激を繰り返すと「慣れの現象」が出現し，反射が出現しにくくなるため間隔を十分に考慮する

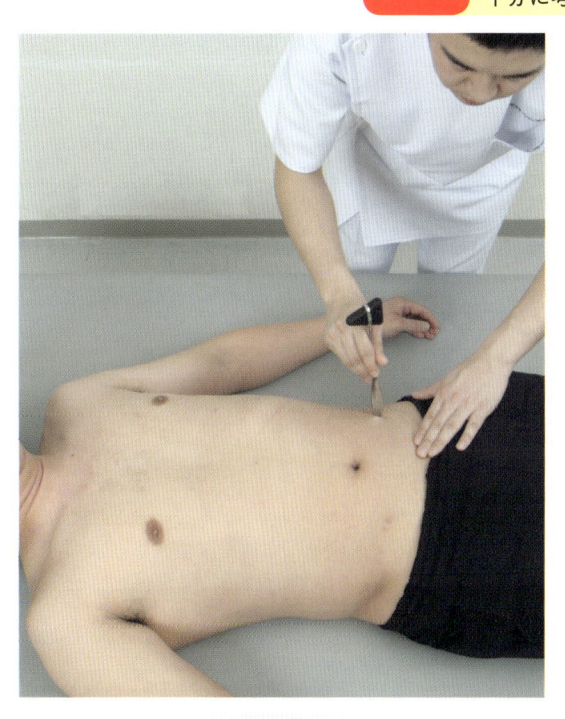

検査肢位 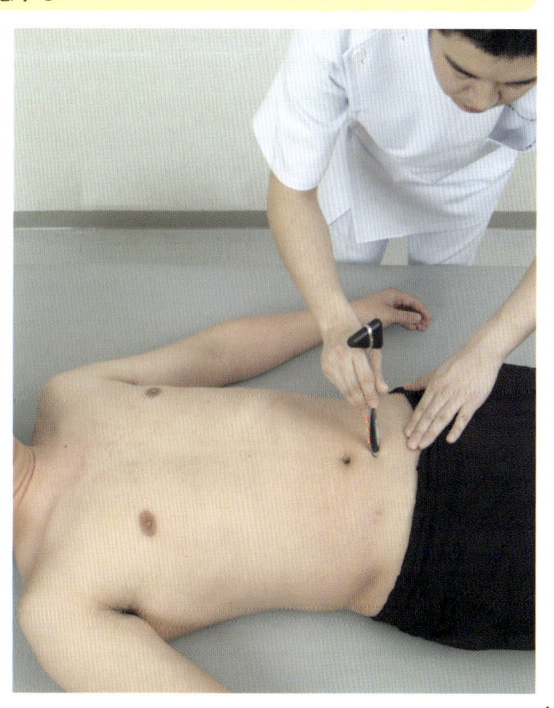　　　　　　　　　　　　検査場面

反射検査 ── II. 表在反射

2 足底反射

I 意義

L5〜S2レベルの反射弓，もしくはその髄節より上位の錐体路障害を検査する．

II 検査肢位

背臥位．

III 検査方法

足底外側をハンマーの柄，もしくはピンなどで踵から前方へ擦る．

IV 判定基準

正常では母指が屈曲する．一側で反射が欠如する場合は，錐体路障害を疑う．

V 注意点

1 反射の左右差を必ず確認する．
2 足底外側の刺激後に，母指の伸展が起こる場合はバビンスキー反射陽性であり，足底反射と混同しないように注意する．

第3章 反射検査

背臥位（陰性）

ポイント 刺激を繰り返すと「慣れの現象」が出現し，反射が出現しにくくなるため間隔を十分に考慮する

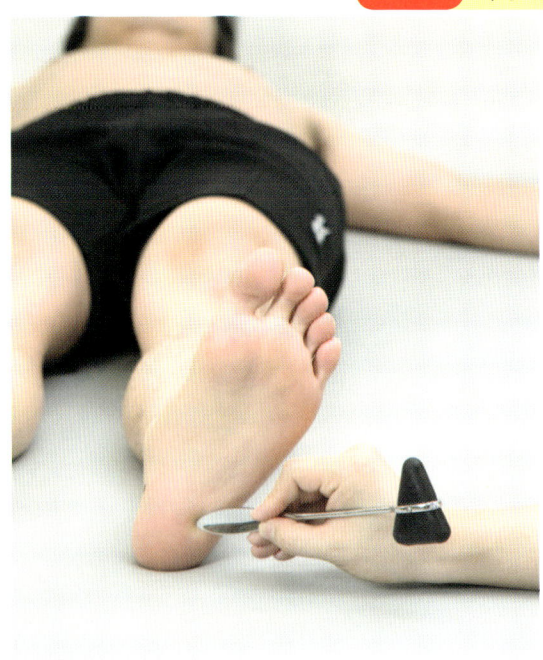

検査肢位 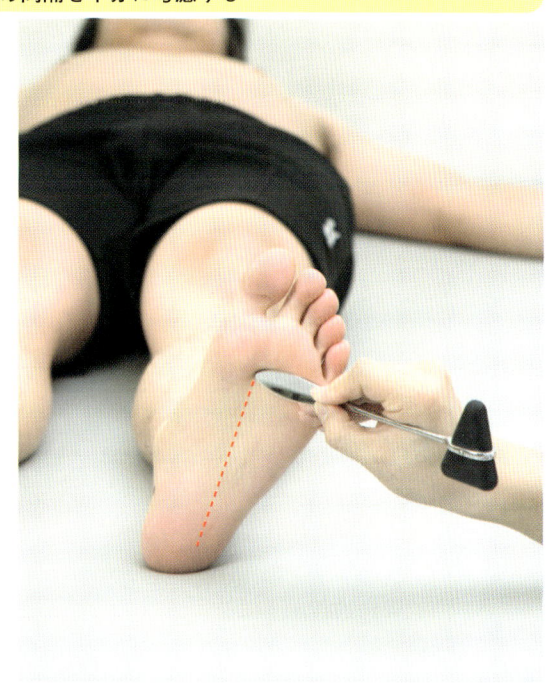　　　　　　　　　　検査場面

背臥位（陽性）

ポイント 刺激を繰り返すと「慣れの現象」が出現し，反射が出現しにくくなるため間隔を十分に考慮する

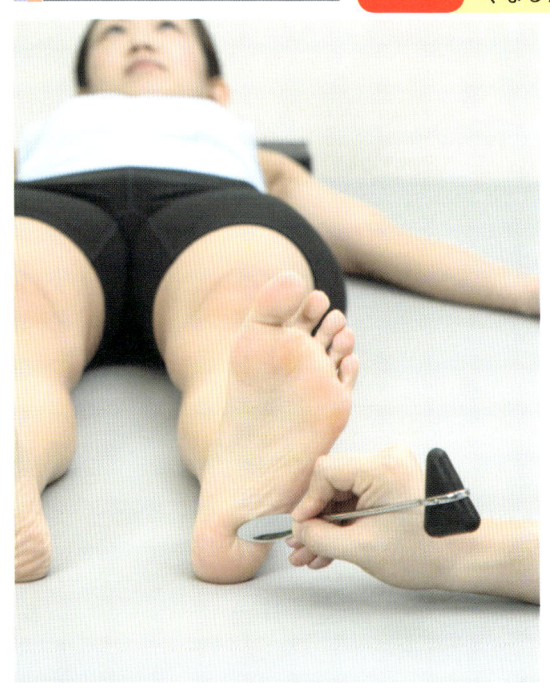

検査肢位 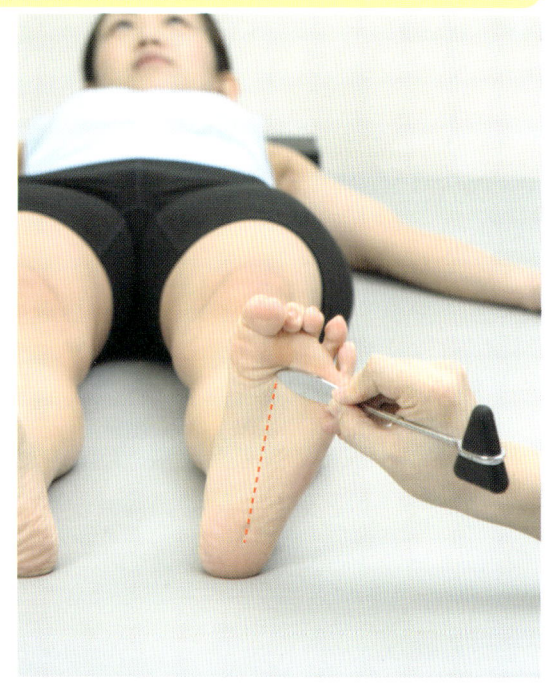　　　　　　　　　　検査場面

115

反射検査 — III. 病的反射

1 ホフマン反射

I 意義

一側のみ陽性の場合，錐体路障害を疑う．

II 検査肢位

座位または背臥位．

III 検査方法

1 被検者の手関節を軽度背屈位にさせる．
2 被検者の中指 PIP 関節と DIP 関節の間を検者の示指と中指で挟む．
3 検者の母指で，被検者の中指 DIP 関節を屈曲方向に素早くはじく．

IV 判定基準

陽性の場合，母指の内転と屈曲が認められる．

V 注意点

1 検査部分は露出する．
2 反射の左右差を必ず確認する．
3 疼痛をあたえないように注意する．

第3章 反射検査

座位（陽性）

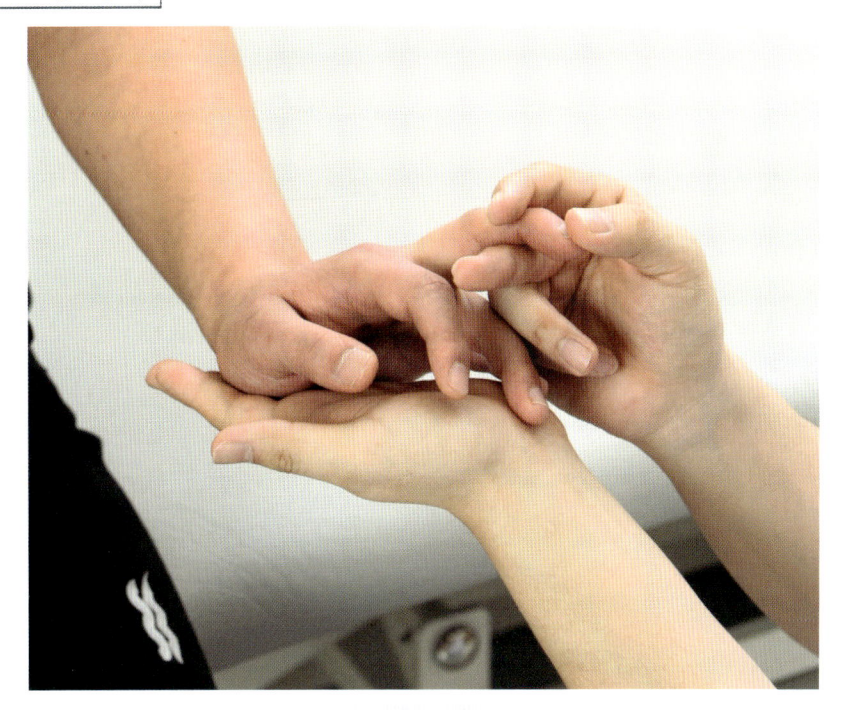

検査肢位

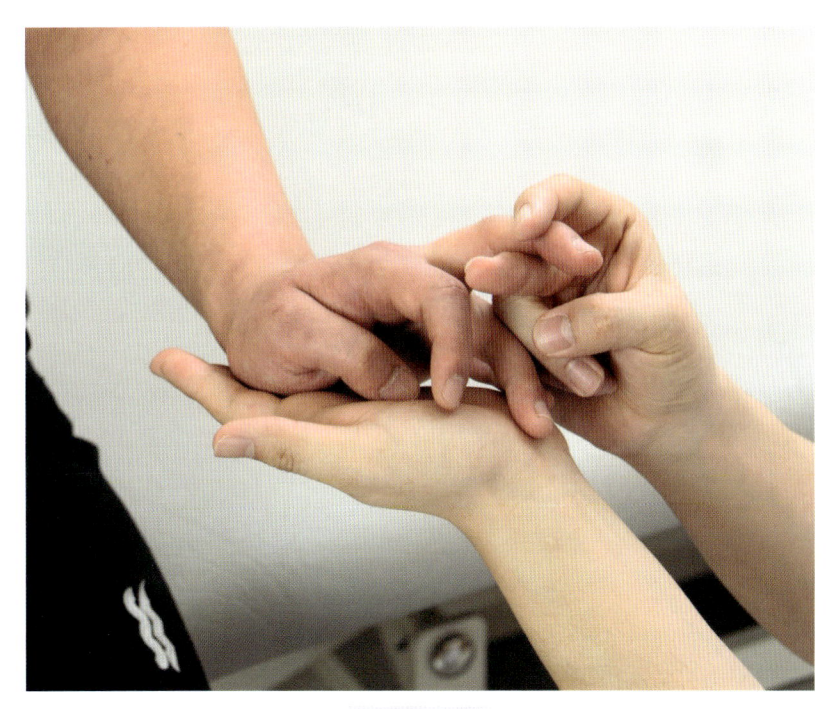

検査場面

117

III. 病的反射

2 トレムナー反射

Ⅰ 意義

一側のみ陽性の場合は，錐体路障害を疑う．

Ⅱ 検査肢位

座位または背臥位．

Ⅲ 検査方法

1 被検者の手関節を軽度背屈位にさせる．
2 被検者の中指 PIP 関節と DIP 関節の間を検者の示指と中指で挟む．
3 検者の母指で，被検者の中指 DIP 関節を伸展方向に素早くはじく．

Ⅳ 判定基準

陽性の場合，母指の内転と屈曲が認められる．

Ⅴ 注意点

1 検査部分は露出する．
2 反射の左右差を必ず確認する．
3 疼痛をあたえないように注意する．

第3章 反射検査

座位（陽性）

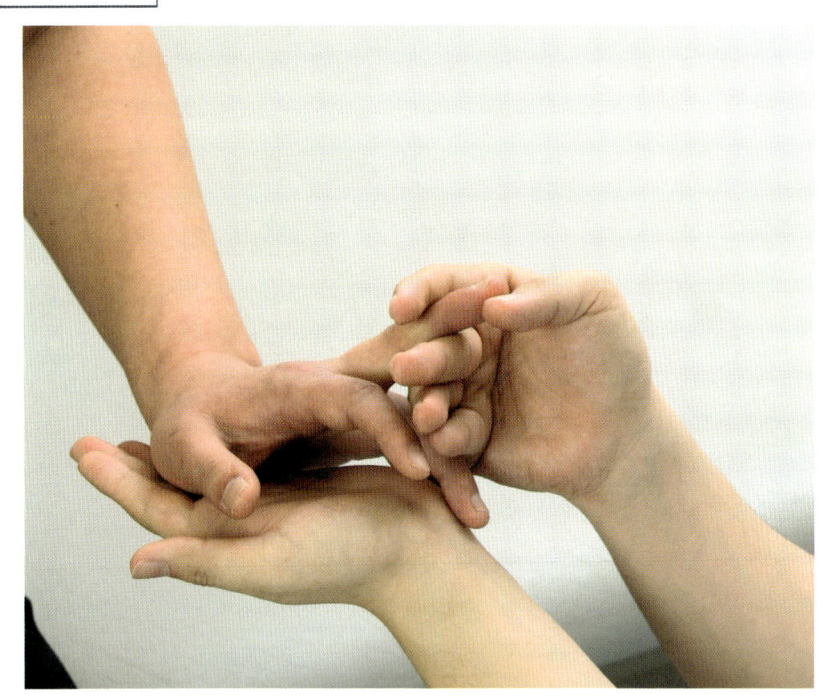

検査肢位

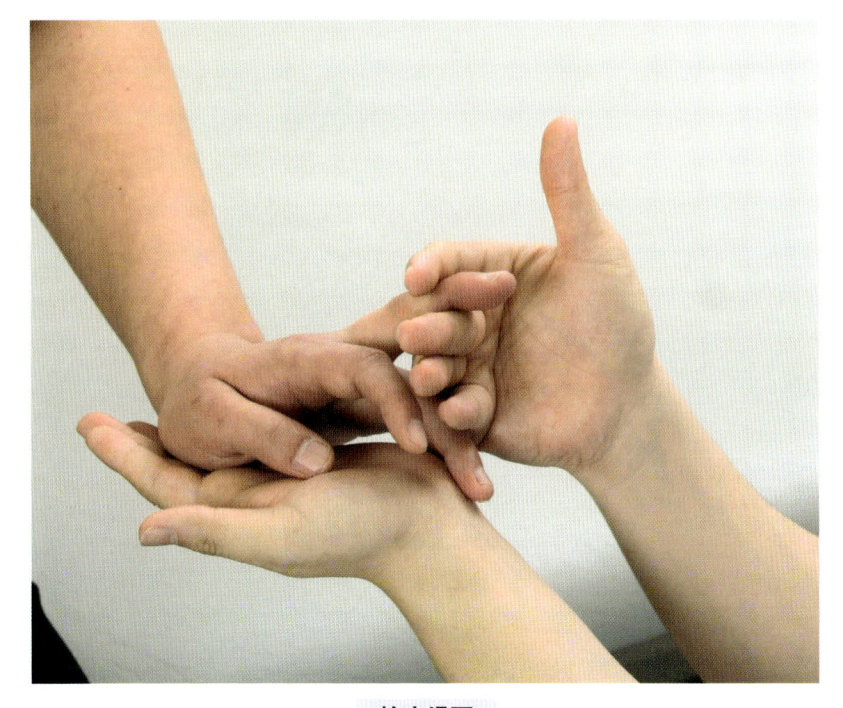

検査場面

3 ワルテンベルク反射

III. 病的反射

I 意義
一側のみ陽性の場合，錐体路障害を疑う．

II 検査肢位
座位または背臥位．

III 検査方法
1 被検者の手を軽度回外位にし，手指を軽度屈曲させる．
2 検者は示指と中指を伸ばし，被検者の示指～小指の末端に垂直となるように置く．
3 検者の示指と中指の上からハンマーでたたく．

IV 判定基準
陽性の場合，母指の内転と屈曲が認められる．

V 注意点
1 正常では，反射は欠如ないし，きわめて軽度である．
2 反射の左右差を必ず確認する．
3 疼痛をあたえないように注意する．

第3章 反射検査

座位（陽性）

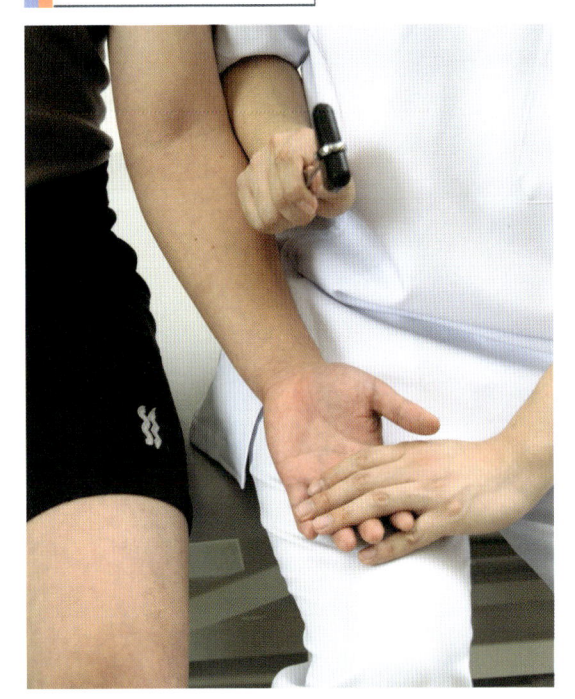

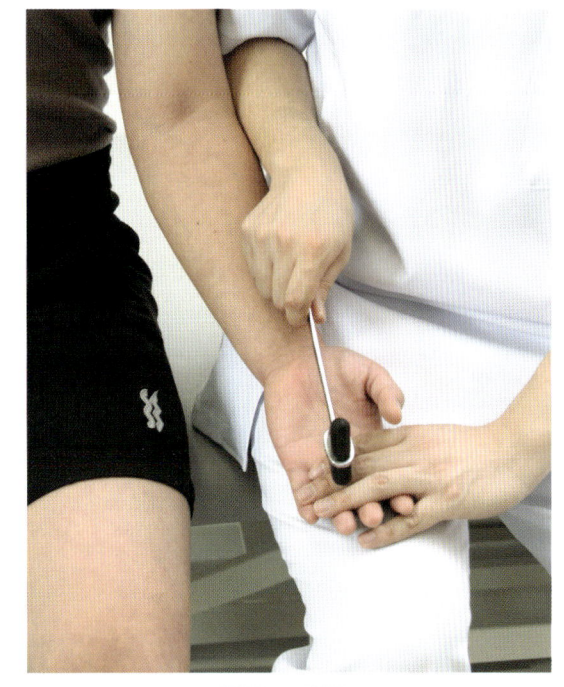

検査肢位　　　　　　　　　　　　　　検査場面

マイヤー反射

Ⅲ. 病的反射

Ⅰ 意　義

反射が陽性の場合，錐体路障害を疑う．

Ⅱ 検査肢位

座位または背臥位．

Ⅲ 検査方法

被検者の中指〜小指，特に環指のMP関節を他動的に屈曲させる．

Ⅳ 判定基準

陰性の場合，母指が内転し伸展するが，欠如した場合は陽性とする．

Ⅴ 注意点

1 反射の左右差を必ず確認する．
2 疼痛をあたえないように注意する．

第3章 反射検査

座位（陰性）

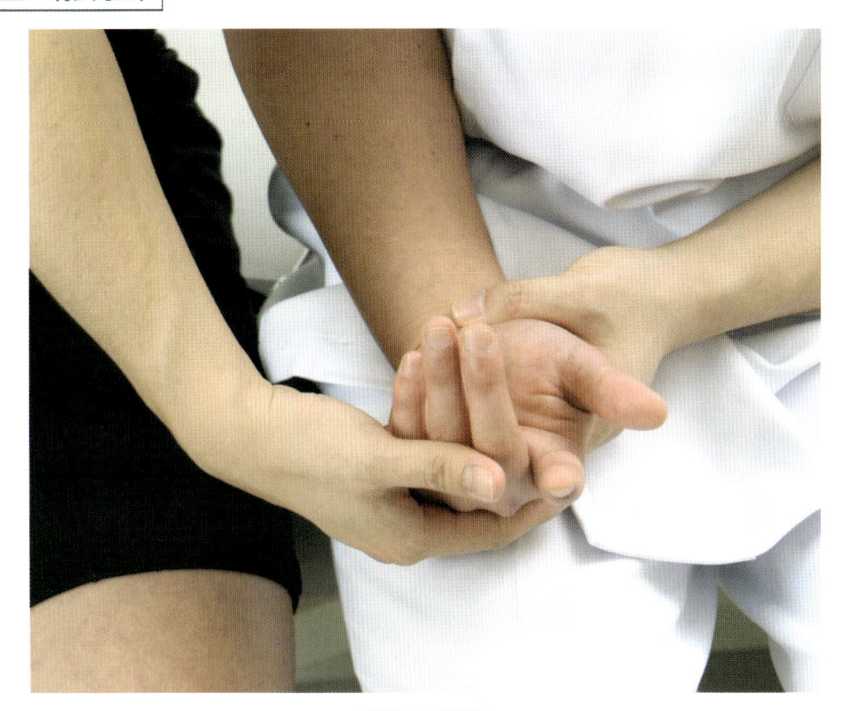

検査肢位

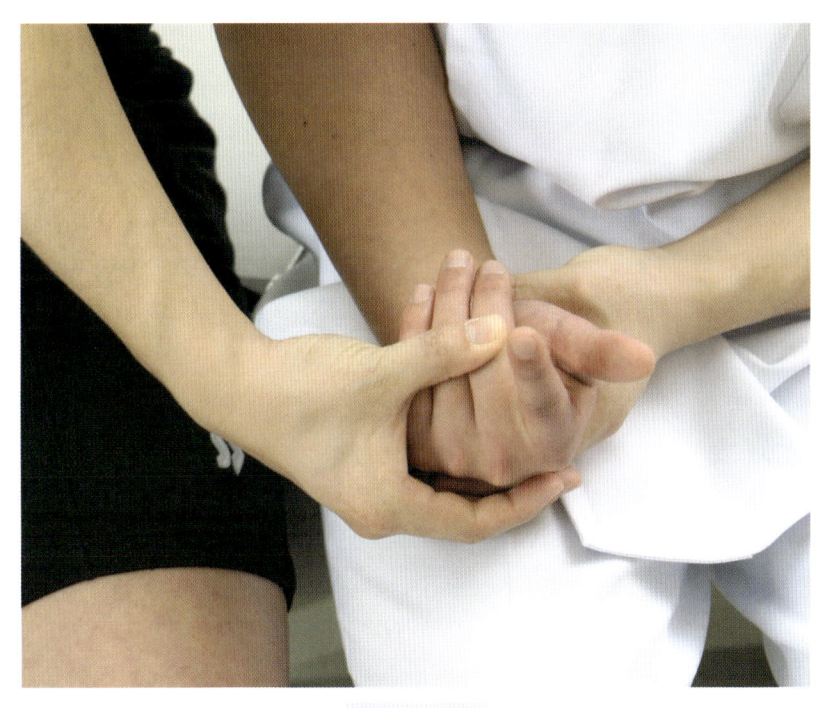

検査場面

5 バビンスキー反射

III. 病的反射

I 意義
陽性の場合は，錐体路障害を疑う．

II 検査肢位
背臥位．

III 検査方法
被検者の足底部をハンマーの柄を用いて，踵から足指方向に外側縁を擦る．

IV 判定基準
陽性の場合，母指の伸展と足指の開扇現象が生じる．

V 注意点
1 反射の左右差を必ず確認する．
2 疼痛を誘発すると，逃避反射が出現するので注意する．
3 足底外側の刺激後に，母指の屈曲が起こる場合は足底反射陽性であり，バビンスキー反射と混同しないように注意する．

第3章 反射検査

背臥位（陽性）

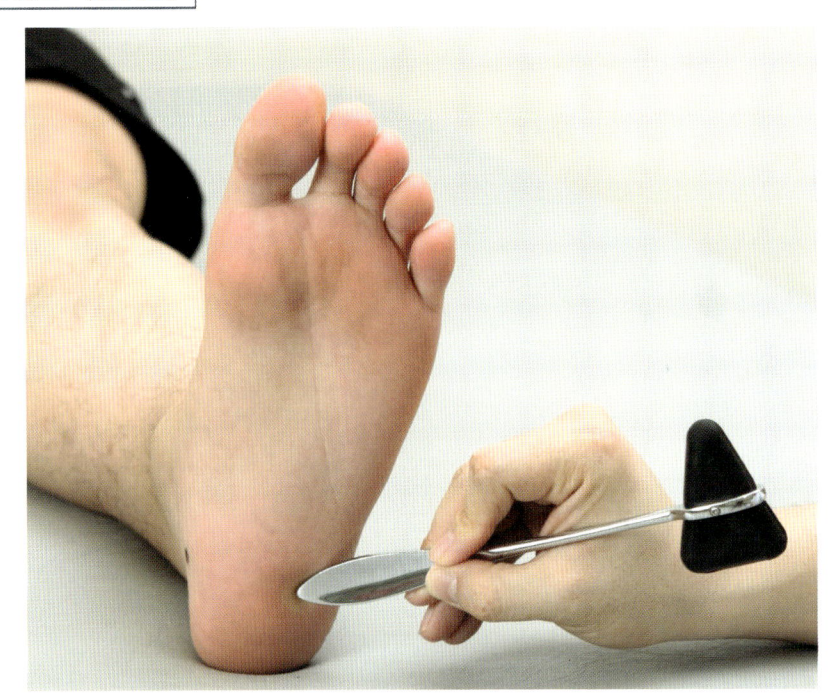

検査肢位

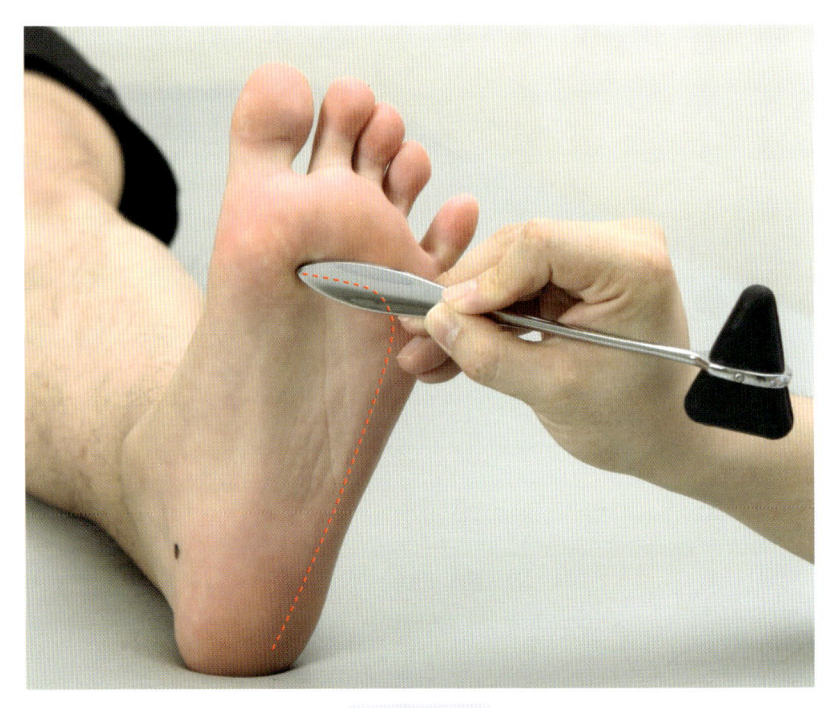

検査場面

6 チャドック反射

Ⅲ. 病的反射

Ⅰ 意 義

バビンスキー反射の変法であり，陽性の場合は錐体路障害を疑う．

Ⅱ 検査肢位

背臥位．

Ⅲ 検査方法

被検者の外果下方を後ろから前へハンマーの柄，もしくはピンなどで擦る．

Ⅳ 判定基準

陽性の場合，母指の伸展と足指の開扇現象が生じる．

Ⅴ 注意点

1 反射の左右差を必ず確認する．
2 疼痛を誘発すると，逃避反射が出現するので注意する．

第 3 章　反射検査

背臥位（陽性）

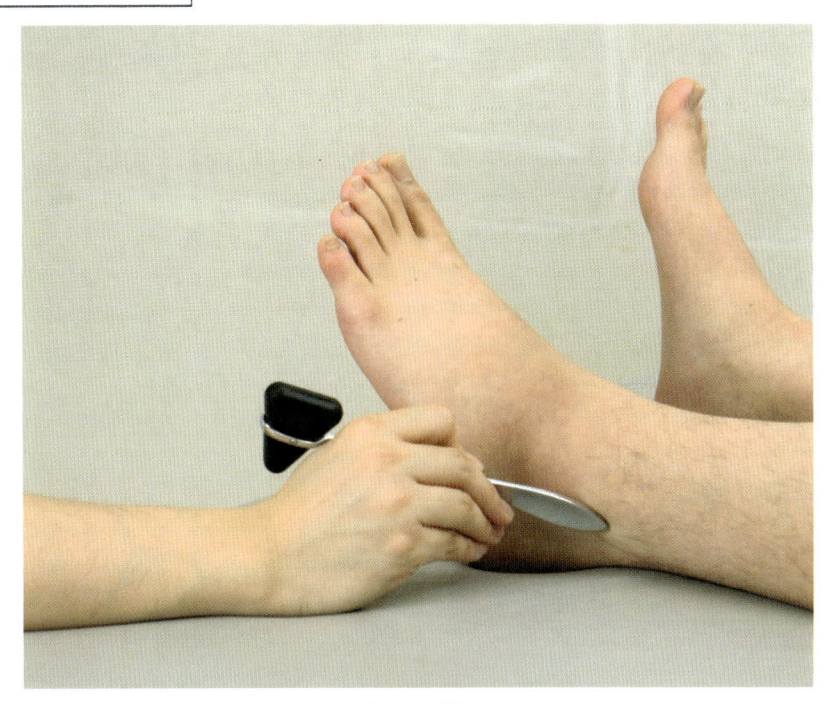

検査肢位

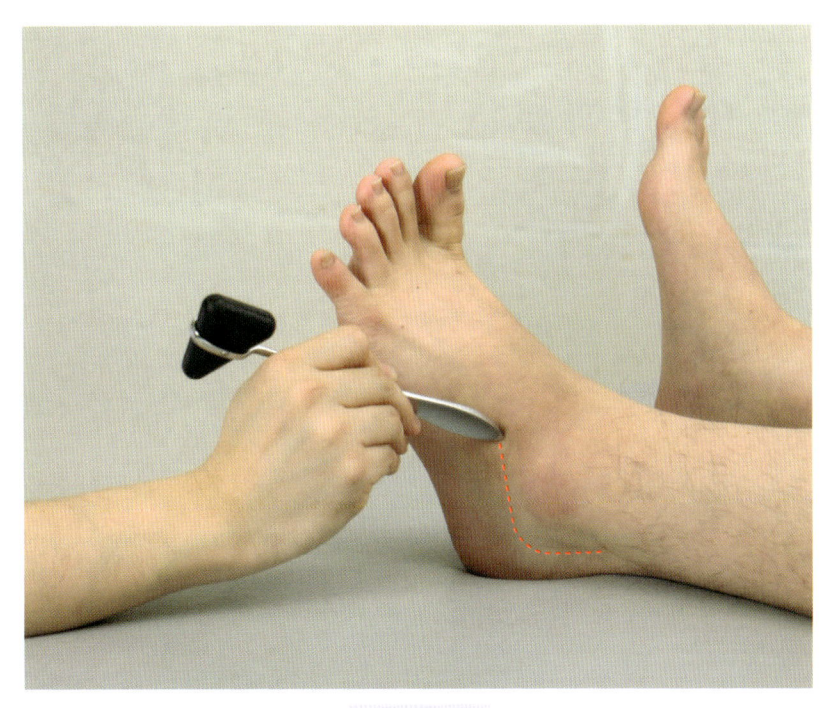

検査場面

127

III. 病的反射
7 オッペンハイム反射

I 意義
バビンスキー反射の変法であり，陽性の場合は錐体路障害を疑う．

II 検査肢位
背臥位．

III 検査方法
被検者の脛骨内縁を上方から下方へ指で擦り下ろす．

IV 判定基準
陽性の場合，母指の伸展と足指の開扇現象が生じる．

V 注意点
1 反射の左右差を必ず確認する．
2 疼痛を誘発すると，逃避反射が出現するので注意する．

第3章 反射検査

背臥位(陽性)

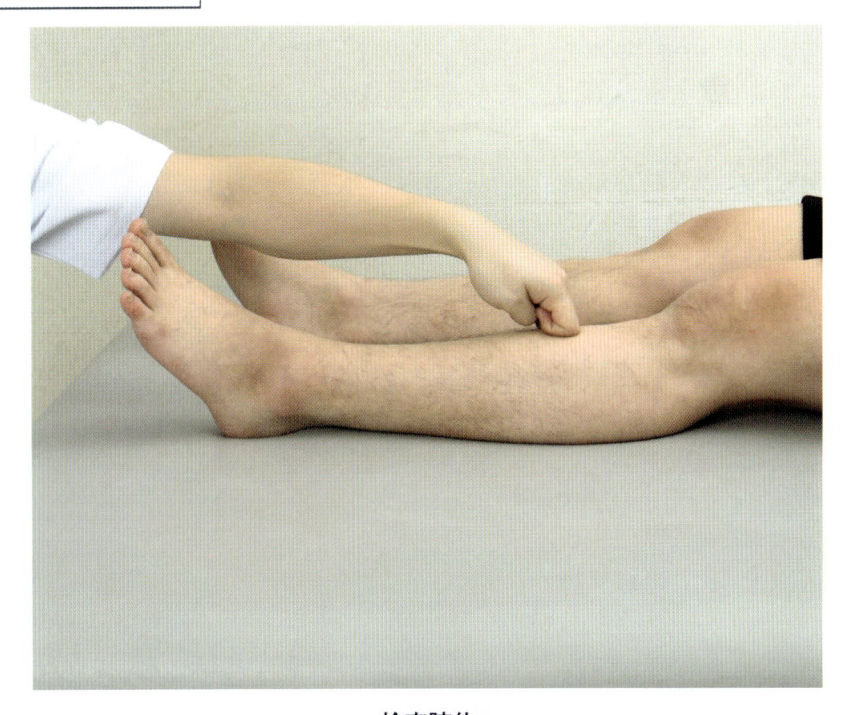

検査肢位

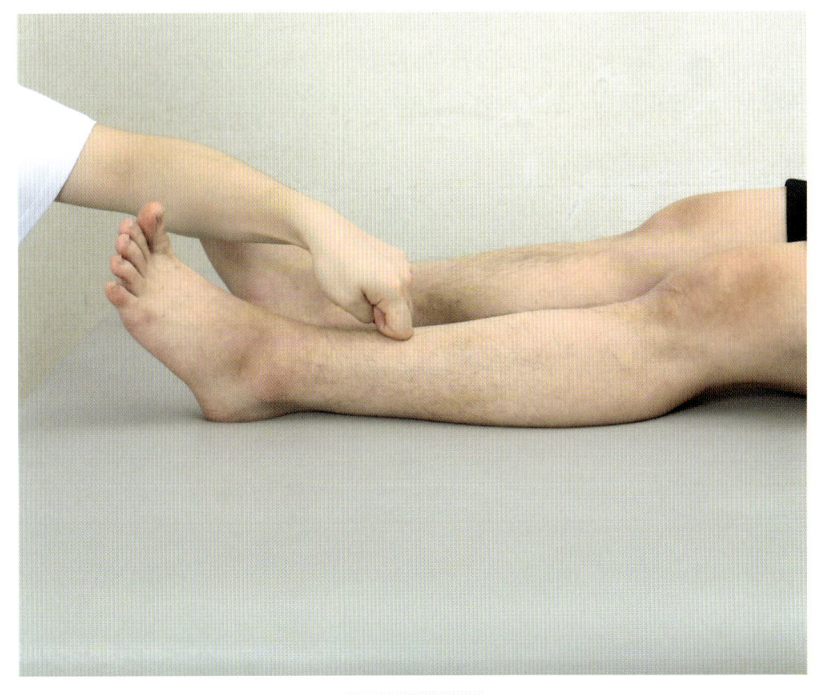

検査場面

129

ゴードン反射

III. 病的反射

I 意義

バビンスキー反射の変法であり，陽性の場合は錐体路障害を疑う．

II 検査肢位

背臥位．

III 検査方法

被検者のふくらはぎを検者の指で強くつまむ．

IV 判定基準

陽性の場合，母指の伸展と足指の開扇現象が生じる．

V 注意点

1. 反射の左右差を必ず確認する．
2. 疼痛を誘発すると，逃避反射が出現するので注意する．

第 3 章　反射検査

背臥位（陽性）

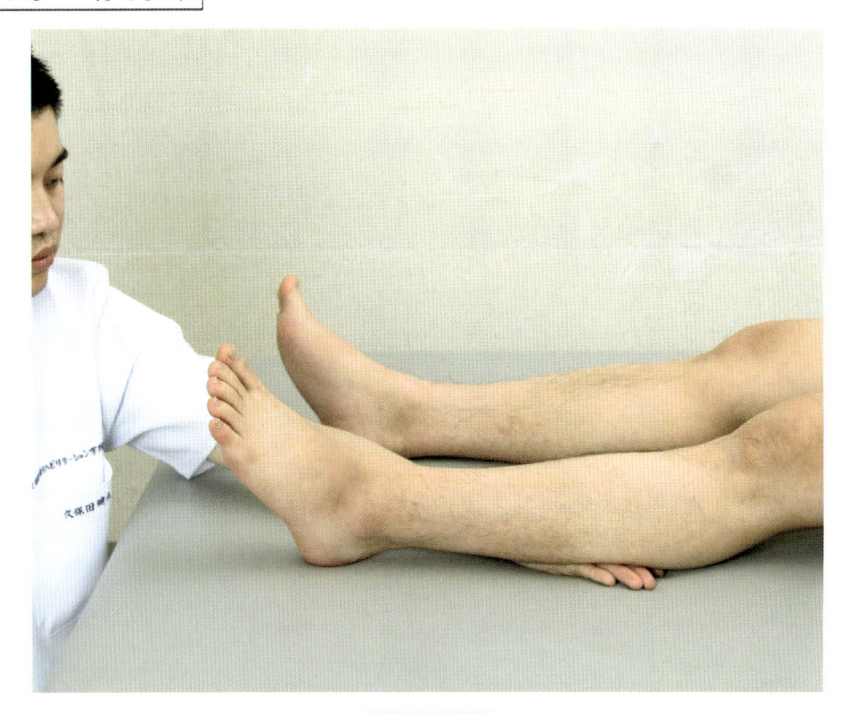

検査肢位

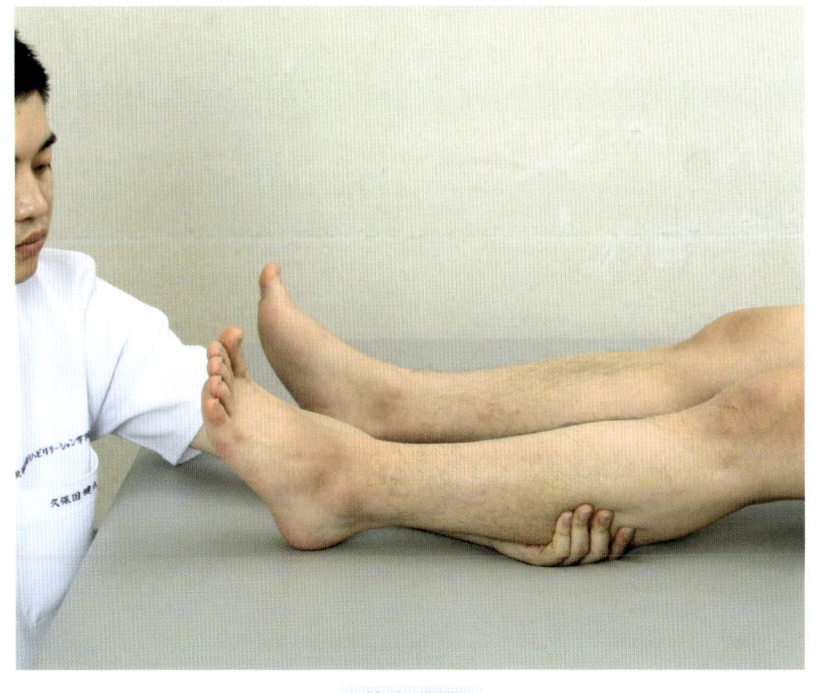

検査場面

131

III. 病的反射

9 シェファー反射

I 意 義
バビンスキー反射の変法であり，陽性の場合は錐体路障害を疑う．

II 検査肢位
背臥位．

III 検査方法
被検者のアキレス腱を強くつまむ．

IV 判定基準
陽性の場合，母指の伸展と足指の開扇現象が生じる．

V 注意点
1 反射の左右差を必ず確認する．
2 疼痛を誘発すると，逃避反射が出現するので注意する．

第3章 反射検査

背臥位（陽性）

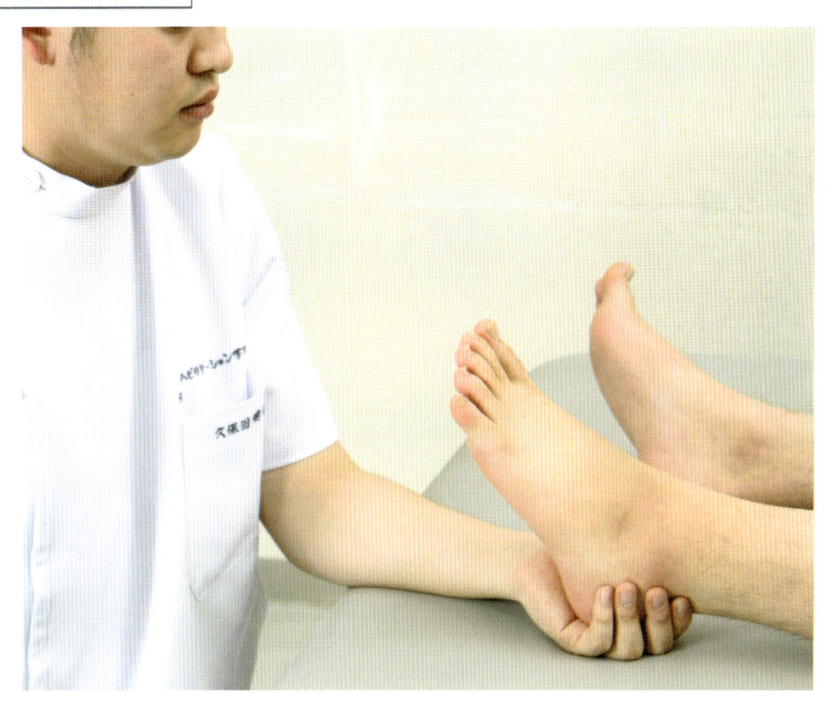

検査肢位

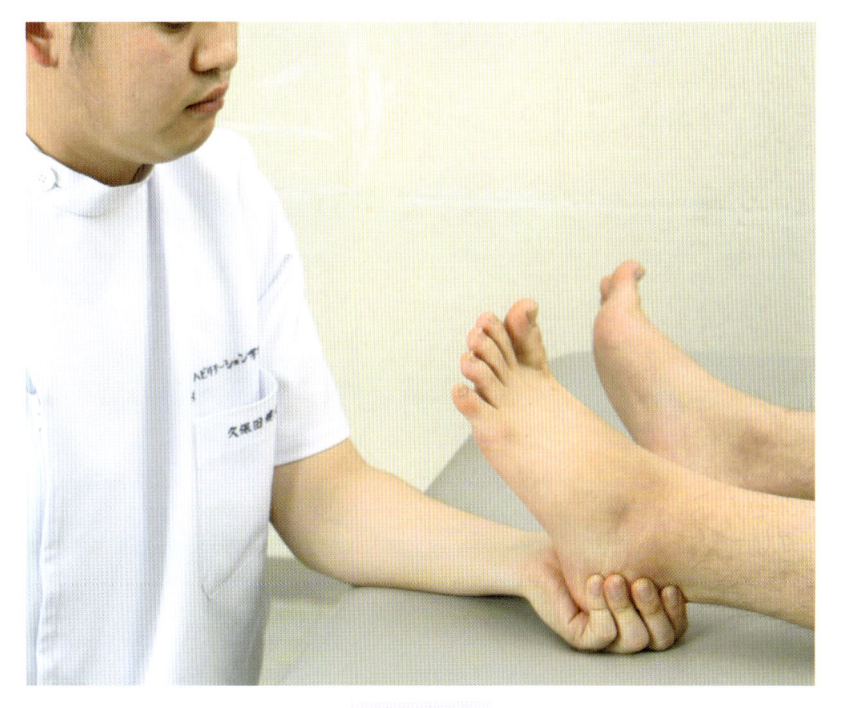

検査場面

133

III. 病的反射

10 ゴンダ反射

I 意義

バビンスキー反射の変法であり，陽性の場合は錐体路障害を疑う．

II 検査肢位

背臥位．

III 検査方法

被検者の示指～小指，通常は環指をつまみ，前下方へ押し上げる．

IV 判定基準

陽性の場合，母指の伸展と足指の開扇現象が生じる．

V 注意点

1 反射の左右差を必ず確認する．
2 疼痛を誘発すると，逃避反射が出現するので注意する．

第3章 反射検査

背臥位（陽性）

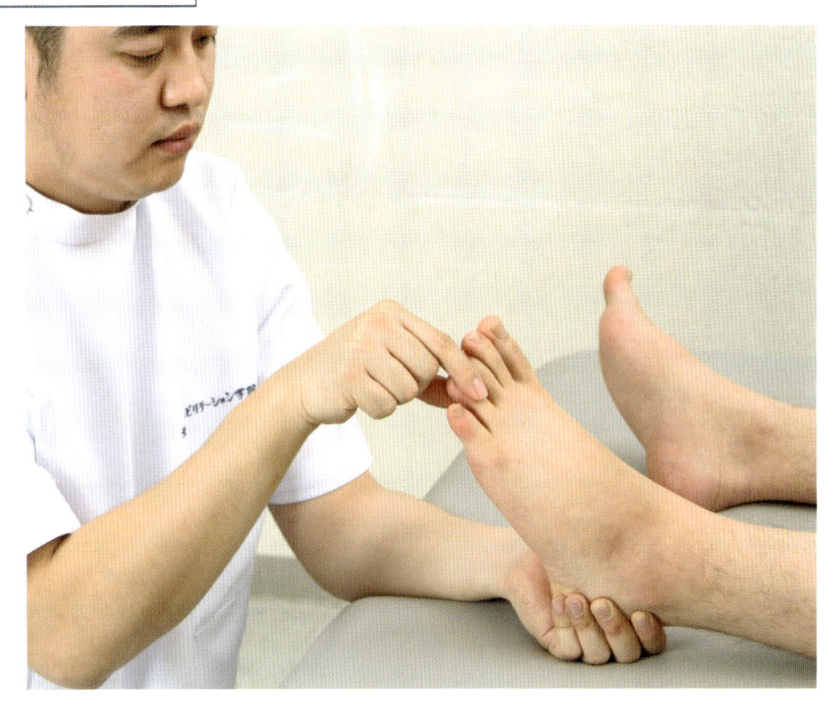

検査肢位

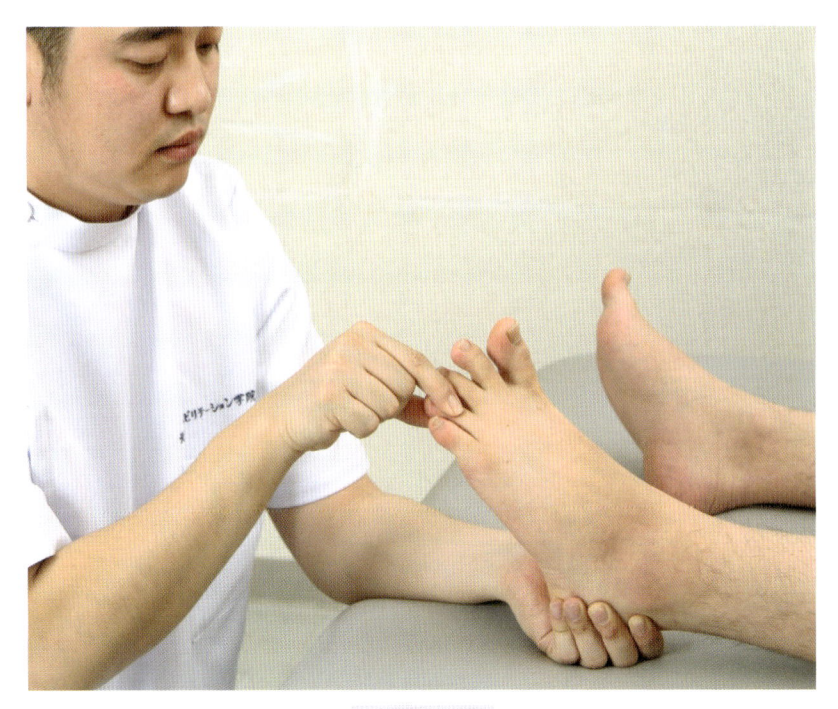

検査場面

11 マリー・フォア反射

Ⅲ. 病的反射

Ⅰ 意義
陽性の場合は，錐体路障害を疑う．

Ⅱ 検査肢位
背臥位．

Ⅲ 検査方法
被検者の足指全体をにぎり，強く足底に屈曲させる．

Ⅳ 判定基準
陽性の場合，下肢全体の屈曲が起こり，足関節も背屈する．

Ⅴ 注意点
1 反射の左右差を必ず確認する．
2 疼痛を誘発すると，逃避反射が出現するので注意する．

第3章 反射検査

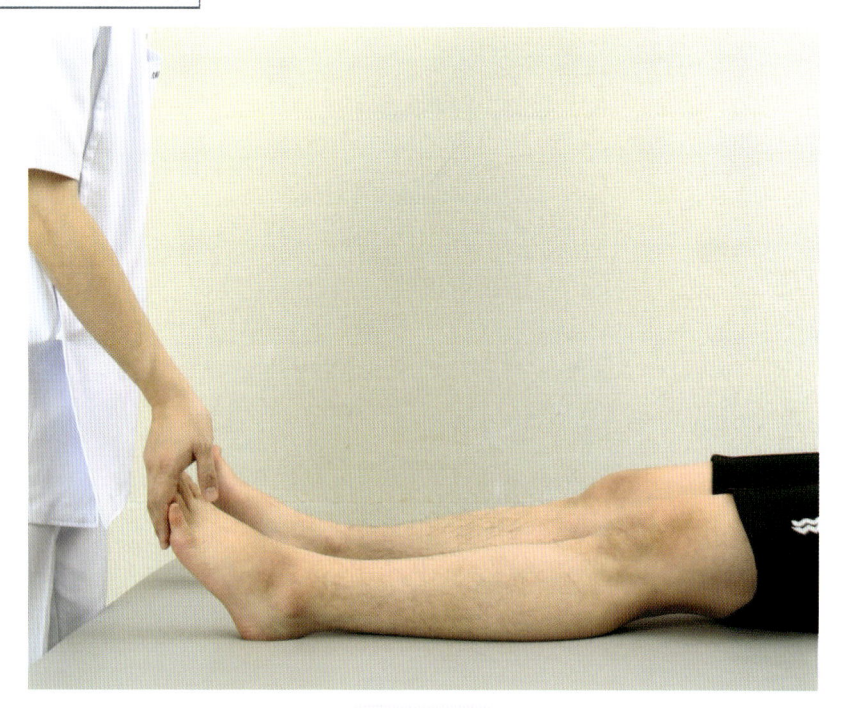

背臥位（陽性）

検査肢位

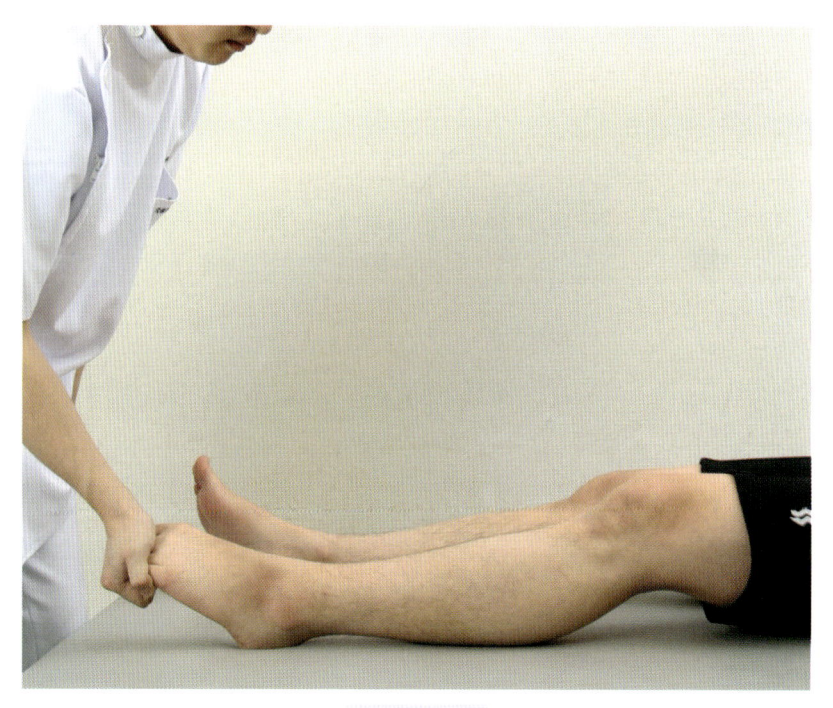

検査場面

137

Ⅲ. 病的反射
12 クローヌス（間代）

Ⅰ 意義
クローヌスは，反射が著明に亢進したことと同じ意義があり，膝クローヌスと足クローヌスが有名である．なお，陽性の場合は錐体路障害や筋緊張の亢進を疑う．

Ⅱ 検査肢位
背臥位．

Ⅲ 検査方法
【膝クローヌス】
被験者の下肢を伸展させ，検者は被検者の膝蓋骨を母指と示指でつかみ強く下方へ押し下げる．

【足クローヌス】
被検者の足部を足底から上方へ強く押し上げる．

Ⅳ 判定基準
膝クローヌスの場合，大腿四頭筋の間代性攣縮が出現し，膝蓋骨が上下に連続的に痙攣する．足クローヌスの場合，下腿三頭筋の間代性攣縮が出現し，足が上下に連続的に痙攣する．

Ⅴ 注意点
1 左右差を必ず確認する．
2 疼痛をあたえないように注意する．

第3章 反射検査

膝クローヌス（背臥位）

ポイント 痙性が顕著な場合，外力を加える速度を速めることでクローヌスは増強する

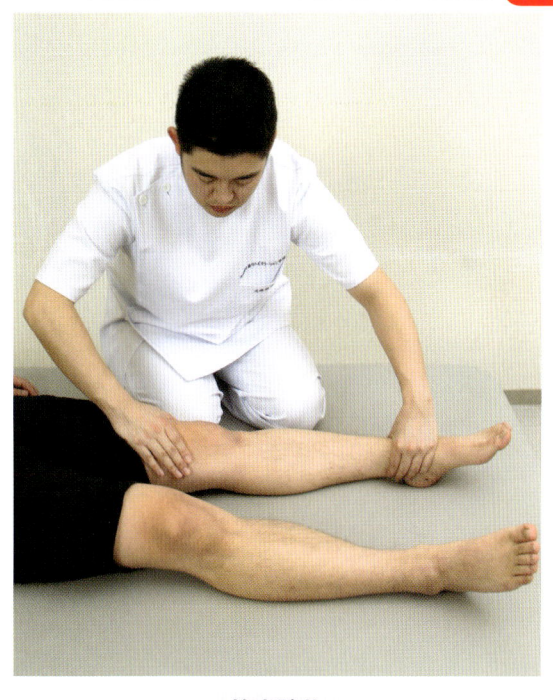

検査肢位 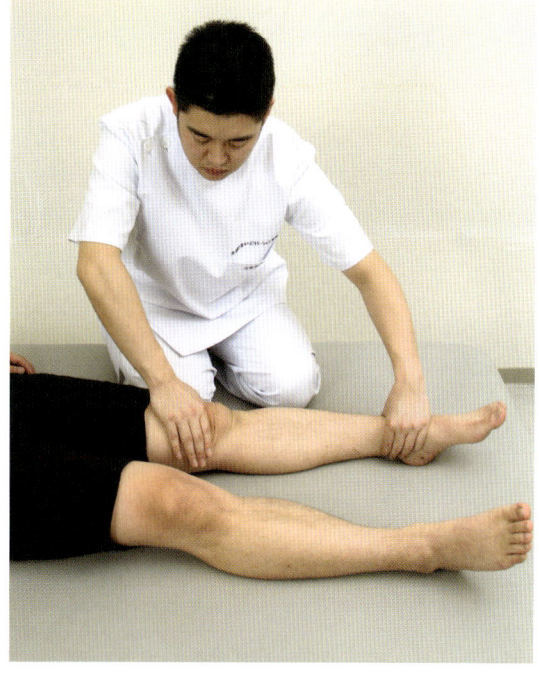　　　　　　　　　　検査場面

足クローヌス（背臥位）

ポイント 痙性が顕著な場合，外力を加える速度を速めることでクローヌスは増強する

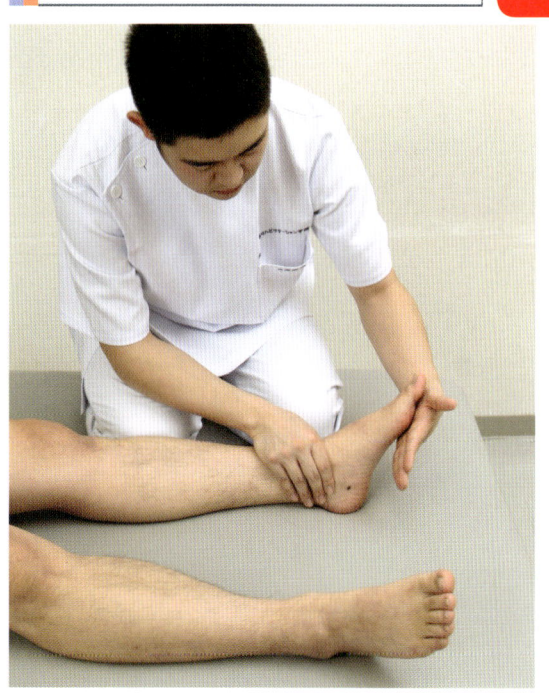

検査肢位 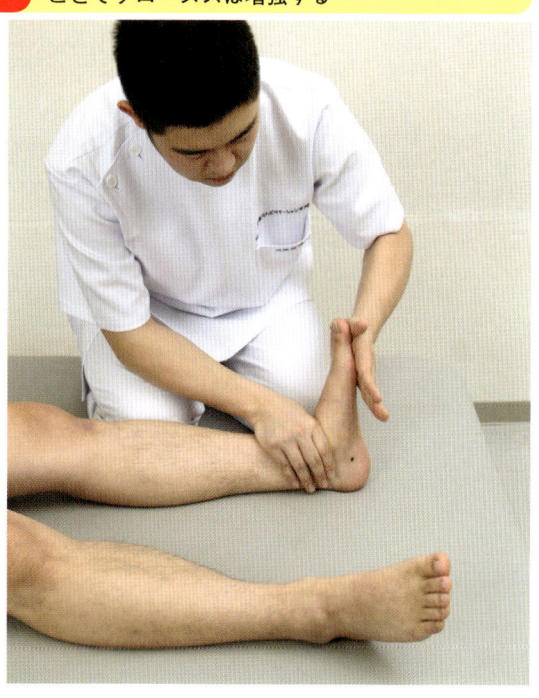　　　　　　　　　　検査場面

付　録

付　録

表1　形態計測結果

氏名：	測定者：	日付：
身長	cm	
体重	kg	
BMI		
ウェストーヒップ比	W：　　cm　H：　　cm	W/H：

	右	左
上肢長	cm	cm
上腕長	cm	cm
前腕長	cm	cm
下肢長（SMD）	cm	cm
下肢長（TMD）	cm	cm
大腿長	cm	cm
下腿長	cm	cm
上腕周径（肘伸展位）	cm	cm
上腕周径（肘屈曲位）	cm	cm
前腕周径（最大/最小）	cm/　　cm	cm/　　cm
大腿周径（膝裂隙）	cm	cm
大腿周径（膝蓋骨直上）	cm	cm
大腿周径（膝蓋骨上縁）	cm	cm
大腿周径（膝蓋骨上縁5cm）	cm	cm
大腿周径（膝蓋骨上縁10cm）	cm	cm
大腿周径（膝蓋骨上縁15cm）	cm	cm
下腿周径（最大）	cm	cm
下腿周径（最小）	cm	cm

胸郭拡張差（腋窩）	呼気時：　　cm　吸気時：　　cm	差：　　cm
胸郭拡張差（剣状突起）	呼気時：　　cm　吸気時：　　cm	差：　　cm
胸郭拡張差（第10肋骨）	呼気時：　　cm　吸気時：　　cm	差：　　cm

付　録

表2　感覚検査結果

氏名：				測定者：	日付：
		右	左	備考	
触覚	頭頸部				
	上肢				
	体幹				
	下肢				
痛覚	頭頸部				
	上肢				
	体幹				
	下肢				
温度覚	頭頸部				
	上肢				
	体幹				
	下肢				
運動覚	手指関節				
	手関節				
	肘関節				
	肩関節				
	足趾関節				
	足関節				
	膝関節				
	股関節				
位置覚	手指関節				
	手関節				
	肘関節				
	肩関節				
	足趾関節				
	足関節				
	膝関節				
	股関節				
振動覚	頭頸部				
	上肢				
	体幹				
	下肢				
複合感覚 （二点識別覚）	頭頸部				
	上肢				
	体幹				
	下肢				

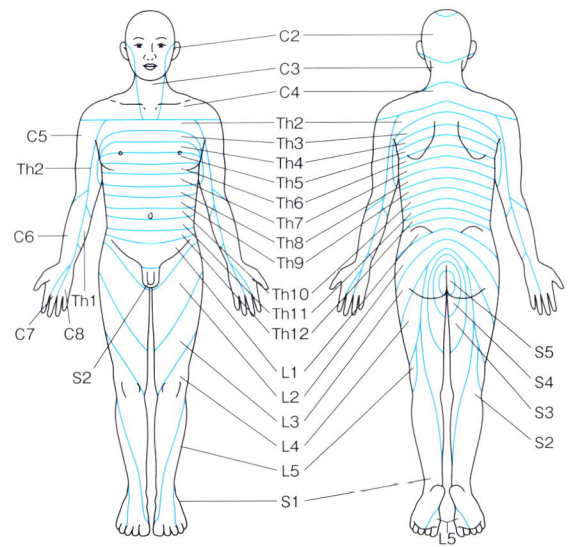

付　録

表3　反射検査結果

氏名：	検査者：	日付：

【深部反射】
下顎反射
(　　)
頭後屈反射
(　　)
肩甲上腕反射
(　　)
胸筋反射
(　　)
上腕二頭筋反射
(　　)
上腕三頭筋反射
(　　)
腕橈骨筋反射
(　　)
回内筋反射
(　　)
腹筋反射
(　　)
腹壁反射【表在反射】
(　　)
下肢内転筋反射
(　　)
膝蓋腱反射
(　　)
膝屈筋反射
(　　)

アキレス腱反射
(　　)
後脛骨筋腱反射
(　　)
足底反射【表在反射】
(　　)

肩甲上腕反射
(　　)
胸筋反射
(　　)
上腕二頭筋反射
(　　)
上腕三頭筋反射
(　　)
腕橈骨筋反射
(　　)
回内筋反射
(　　)
腹筋反射
(　　)
腹壁反射【表在反射】
(　　)
下肢内転筋反射
(　　)
膝蓋腱反射
(　　)
膝屈筋反射
(　　)

アキレス腱反射
(　　)
後脛骨筋腱反射
(　　)
足底反射【表在反射】
(　　)

【病的反射】
ホフマン反射（　　）
トレムナー反射（　　）
ワンテンベルク反射（　　）
マイヤー反射（　　）
バビンスキー反射（　　）
チャドック反射（　　）
オッペンハイム反射（　　）
ゴードン反射（　　）
シェファー反射（　　）
ゴンダ反射（　　）
マリー・フォア反射（　　）
膝クローヌス（　　）
足クローヌス（　　）

ホフマン反射（　　）
トレムナー反射（　　）
ワンテンベルク反射（　　）
マイヤー反射（　　）
バビンスキー反射（　　）
チャドック反射（　　）
オッペンハイム反射（　　）
ゴードン反射（　　）
シェファー反射（　　）
ゴンダ反射（　　）
マリー・フォア反射（　　）
膝クローヌス（　　）
足クローヌス（　　）

PT・OTのための測定評価 DVD Series 2

形態測定・感覚検査・反射検査 第2版

発　　　行	2007年 6月21日　第1版第1刷
	2012年11月 1日　第1版第4刷
	2014年 8月 8日　第2版第1刷
	2022年 1月30日　第2版第4刷Ⓒ
監 修 者	伊藤俊一
編 集 者	隈元庸夫・久保田健太
発 行 者	青山　智
発 行 所	株式会社 三輪書店
	〒113-0033 東京都文京区本郷6-17-9　本郷綱ビル
	☎03-3816-7796　FAX 03-3816-7756
	http://www.miwapubl.com
印 刷 所	三報社印刷 株式会社
DVD 制作	㈲写楽

本書の無断複写・複製・転載は，著作権・出版権の侵害となることがありますのでご注意ください．

ISBN 978-4-89590-484-1　C3047

JCOPY　＜出版者著作権管理機構 委託出版物＞

本書の無断複製は著作権法上での例外を除き禁じられています．複製される場合は，そのつど事前に，出版者著作権管理機構（電話 03-5244-5088, FAX 03-5244-5089, e-mail: info@jcopy.or.jp）の許諾を得てください．

■ 学生から社会人へ、プロフェッショナルの道を目指せ！突き進め!!

プロフェッショナルを目指す!!
PT卒後ハンドブック

編集　斉藤 秀之・島村 耕介・森本 榮

　現在、国家資格を得て年間1万人弱の理学療法士が生まれ、様々な職場に就職している。就労するということは社会人となり、プロフェッショナルを目指すスタートラインに立つということである。最初の1年は、その後の成長に大きな影響を及ぼす重要な時期であり、適切な教育や効果的な指導が望まれる。しかし、現状では教育の充実した施設と、そうでない施設との落差、医療機関と介護保険施設との教育の相違など、就労先で卒後教育への取り組みに差があるのが実情である。本書は、新人理学療法士が国民から求められるプロフェッショナルと呼ばれるようになるまでのロードマップを示したものである。医療機関毎に異なる必要知識、技術にも対応し、記録、評価、症例報告、研究発表などの方法が、容易に理解できるよう工夫されている。新人を対象にした内容ではあるが、指導する側（管理者）にとっても手引となる必携書であり、明日を担う若手理学療法士とっては希望と勇気を与える待望の一冊といえる。

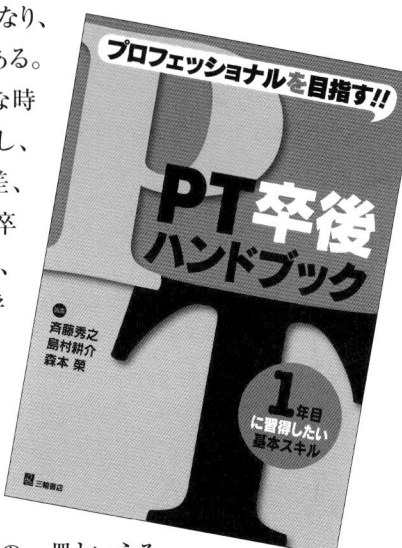

■ 主な内容 ■

第1章　学生からプロフェッショナルへ
第2章　新人理学療法士が組織人を目指すために
第3章　医療機関別プロフェッショナルへの道
　第1節　急性期①
　第2節　急性期②
　第3節　回復期①
　第4節　回復期②
　第5節　クリニック
第4章　活きる記録・報告・コミュニケーション能力
第5章　プロフェッショナルを目指す新人に必要な知識・技術・管理
　第1節　中枢神経
　第2節　骨・関節
　第3節　呼吸・循環

第6章　完璧な症例報告で差をつけろ
　第1節　船橋市立リハビリテーション病院方式
　第2節　藤田保健衛生大学七栗サナトリウム方式
　第3節　基本的診療プロセスに焦点をあてる亀田方式検討会
　第4節　医療法人アレックス方式
　第5節　症例報告から何を学ぶべきか！
第7章　世界へ飛び出せ
　　　　──学会・研修会,職域の理解,専門性の育て方

column
① 患者と向かい合う時に心がけていること
② 理学療法士の仕事を振り返って
③ PTは経験とセンスで勝負しろ！
④ 障害受容について考える
⑤ アプリと技
⑥ 「理学療法士の基本」を考える

● 定価4,180円(本体3,800円+税10%) B5 200頁 2014年 ISBN 978-4-89590-461-2

お求めの三輪書店の出版物が小売書店にない場合は、その書店にご注文ください．お急ぎの場合は直接小社に．

〒113-0033
東京都文京区本郷6-17-9 本郷綱ビル

三輪書店

編集 ☎03-3816-7796　FAX 03-3816-7756
販売 ☎03-6801-8357　FAX 03-6801-8352
ホームページ：http://www.miwapubl.com

■臨床実習のバイブル、11年ぶりの全面改訂!!

理学療法チェックリスト 第2版

編集　網本 和・長澤 弘

　本書は、臨床実習に臨む際に最低限必要となる項目を一目で確認できる構成となっており、はじめて患者さんと接する緊張の場面で、「やり忘れた評価・検査はないか?」「どんな治療を行えばよいのか?」「地雷(禁忌事項)は踏んでいないか?」と不安になったとき、本書を取り出してすばやくチェックすることができる。また、本書の構成に従えば、過不足ない実習レポートや報告書の作成が可能である。ただでさえ忙しくて時間の足りない臨床実習を、レポート作成に必要以上の時間を奪われることなく乗り越えることができるだろう。
　知識と技術を分かりやすく整理し、患者さんにスムーズにアクセスする方法を体得していくために役立つ本書は、臨床実習に臨む学生にとって必携となる1冊である。また、スーパーバイザーにとっては実習生の指導や到達目標の目安として活用することもできる。

ポイント
- 症例の概観を素早く捉え、治療までの流れがつかめる。
- 実習のレジメ・レポート作成のガイドに役立つ。
- スーパーバイザーには実習指導・到達目標の目安に最適。
- 臨床場面で遭遇する疾患・症状をブラッシュアップし、項目を大幅に追加。
- どの施設にも対応できるよう現在に合わせたシーン別で重要事項を掲載。

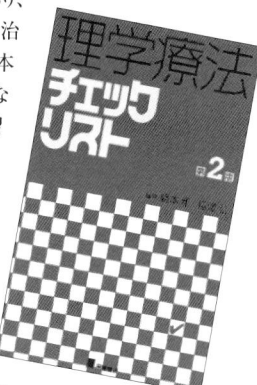

■主な内容

第1章　総論
1. 情報収集・問診における一般的注意
2. 国際生活機能分類

第2章　疾患・症状別
1. 肩関節周囲炎
2. 上腕骨頸部骨折
3. 上腕骨顆上骨折
4. Colles骨折
5. 野球肩
6. テニス肘
7. 大腿骨頸部骨折
8. 大腿骨骨折
9. 下腿骨骨折
10. 足部骨折
11. 膝前十字靱帯損傷(再建術)
12. 膝後十字靱帯損傷(保存療法)
13. 膝内側側副靱帯損傷(保存療法)
14. 半月板損傷
15. アキレス腱断裂(縫合術)
16. 胸郭出口症候群
17. 頸椎捻挫(鞭打ち損傷を中心に)
18. 腰痛症
19. 椎間板ヘルニア―術前の運動療法
20. 椎間板ヘルニア―術後の運動療法
21. 変形性脊椎症
22. 脊椎椎体圧迫骨折
23. 顔面神経麻痺
24. 腕神経叢麻痺
25. 上肢の神経麻痺
26. 下肢の神経麻痺
27. 変形性膝関節症
28. 人工膝関節置換術
29. 変形性股関節症
30. 人工股関節置換術
31. 関節リウマチ
32. 上肢切断
33. 下肢切断
34. 脳卒中―早期
35. 脳卒中―回復期
36. 脳卒中―維持期・生活期
37. 頭部外傷
38. 頸髄損傷
39. 胸髄・腰髄損傷
40. 痙直型脳性麻痺
41. アテトーゼ(ジスキネティック)型脳性麻痺
42. パーキンソン病
43. 多発性硬化症
44. 筋萎縮性側索硬化症
45. ギランバレー症候群
46. Duchenne型筋ジストロフィー症
47. ICUにおける呼吸理学療法
48. 外科手術後の呼吸理学療法
49. 慢性閉塞性換気障害
50. 虚血性心疾患―急性期
51. 虚血性心疾患―回復期・生活期
52. 閉塞性動脈疾患
53. 糖尿病
54. 慢性腎臓病
55. 熱傷
56. 疼痛
57. 運動失調症
58. 姿勢障害(側弯症含む)
59. 浮腫
60. 感覚障害
61. 意識障害
62. 高次神経機能障害
63. 認知症
64. 筋力低下
65. 介護予防

第3章　シーン別
1. ICU
2. 急性期リハビリテーション病棟
3. 回復期リハビリテーション病棟
4. 生活期リハビリテーション
5. 介護老人保健施設
6. 特別養護老人ホーム
7. デイケア(通所リハビリテーション)
8. デイサービス(通所介護)
9. 訪問リハビリテーション

● 定価3,080円(本体2,800円+税10%)　A5　380頁　2014年　ISBN 978-4-89590-470-4

お求めの三輪書店の出版物が小売店にない場合は,その書店にご注文ください．お急ぎの場合は直接小社に．

〒113-0033
東京都文京区本郷6-17-9 本郷綱ビル

三輪書店

編集 ☎03-3816-7796　FAX 03-3816-7756
販売 ☎03-6801-8357　FAX 03-6801-8352
ホームページ：http://www.miwapubl.com

■ 正しい測定・評価ができていますか？

PT・OTのための測定評価 DVD Series

本シリーズは、初学者にとって臨床現場で必修な測定評価の精度向上を目的に、その信頼と妥当性あるデータを通して医療全体に寄与することを目指している。真に役立つ技術習得・研鑽ができる自己学習もかなえた実践書である。

PT・OTのための測定評価 DVD Series 1
ROM測定【第2版】 DVD付（55分）
監修　福田 修／編集　伊藤 俊一・星 文彦
- 定価 4,180 円（本体 3,800 円+税10％）　B5　144頁　2010年　ISBN 978-4-89590-354-7

PT・OTのための測定評価 DVD Series 2
形態測定・感覚検査・反射検査【第2版】 DVD付（50分）
監修　伊藤 俊一／編集　隈元 庸夫・久保田 健太
- 定価 4,180 円（本体 3,800 円+税10％）　B5　150頁　2014年　ISBN 978-4-89590-484-1

PT・OTのための測定評価 DVD Series 3
MMT―頭部・頸部・上肢【第2版】 DVD付（140分）
監修　伊藤 俊一／編集　隈元 庸夫・仙石 泰仁
- 定価 5,060 円（本体 4,600 円+税10％）　B5　270頁　2016年　ISBN 978-4-89590-544-2

PT・OTのための測定評価 DVD Series 4
MMT―体幹・下肢【第2版】HHD測定収録 DVD付（80分）
監修　伊藤 俊一／編集　隈元 庸夫・仙石 泰仁
- 定価 4,400 円（本体 4,000 円+税10％）　B5　190頁　2016年　ISBN 978-4-89590-545-9

PT・OTのための測定評価 DVD Series 5
バランス評価―観察と計測【第2版】症例収録 DVD付（100分）
監修　伊藤 俊一／編集　星 文彦・隈元 庸夫
- 定価 4,400 円（本体 4,000 円+税10％）　B5　180頁　2016年　ISBN 978-4-89590-546-6

PT・OTのための測定評価 DVD Series 6
整形外科的検査 DVD付（35分）
監修　伊藤 俊一／編集　隈元 庸夫・久保田 健太
- 定価 4,180 円（本体 3,800 円+税10％）　B5　120頁　2014年　ISBN 978-4-89590-491-9

PT・OTのための測定評価 DVD Series 7
片麻痺機能検査・協調性検査 DVD付（50分）
監修　伊藤 俊一／編集　久保田 健太・隈元 庸夫
- 定価 4,180 円（本体 3,800 円+税10％）　B5　140頁　2014年　ISBN 978-4-89590-498-8

お求めの三輪書店の出版物が小売書店にない場合は、その書店にご注文ください。お急ぎの場合は直接小社に。

三輪書店
〒113-0033　東京都文京区本郷6-17-9　本郷綱ビル
編集 ☎03-3816-7796　FAX 03-3816-7756　販売 ☎03-6801-8357　FAX 03-6801-8352
ホームページ：https://www.miwapubl.com

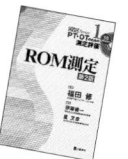

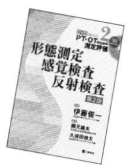

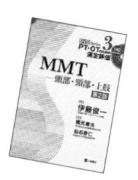

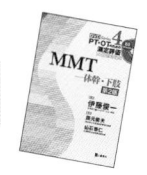

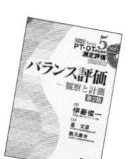

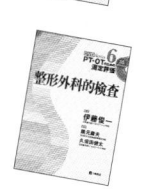

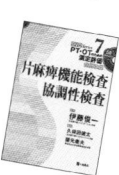